Sobre o vegetarianismo

APRESENTAÇÃO E SELEÇÃO DE TEXTOS
Florence Burgat

TRADUÇÃO
Barbara Duvivier

POSFÁCIO
Marly Winckler

Mahatma Gandhi

BAZAR DO TEMPO

Este livro foi revisado segundo o Acordo Ortográfico da Língua Portuguesa de 1990, em vigor no Brasil desde 2009.

Editora Ana Cecilia Impellizieri Martins
Assistente editorial Catarina Lins
Tradução Barbara Duvivier
Revisão Vanessa Gouveia
Projeto gráfico Angelo Bottino & Fernanda Mello

CIP-BRASIL. CATALOGAÇÃO NA PUBLICAÇÃO
SINDICATO NACIONAL DOS EDITORES DE LIVROS, RJ

G186s

Gandhi, Mahatma, 1969–1984
Sobre o vegetarianismo / Mahatma Gandhi ; tradução Barbara Duvivier ; prefácio Florence Burgat ; posfácio Marly Winckler. – 1. ed. – Rio de Janeiro : Bazar do Tempo, 2020.
100 p. ; 21 cm.

Tradução de: Du végétarisme
ISBN 978-65-86719-17-8

1. Vegetarianismo – Aspectos morais e éticos. 2. Produtos animais – Consumo. 3. Relação homem-animal . I. Duvivier, Barbara. II. Burgat, Florence. III. Winckler, Marly. IV. Título.

20-64866 CDD: 179.3
CDU: 17:613.261

Leandra Felix da Cruz Candido – Bibliotecária – CRB-7/6135

BAZAR DO TEMPO
PRODUÇÕES E EMPREENDIMENTOS CULTURAIS LTDA.

Rua General Dionísio, 53, Humaitá
22271-050 – Rio de Janeiro – RJ
contato@bazardotempo.com.br
bazardotempo.com.br

Prefácio 7
Florence Burgat

Discurso pronunciado no encontro da Sociedade Vegetariana de Londres 15

Vegetarianos indianos I 21

Vegetarianos indianos II 23

Vegetarianos indianos IV 27

O vegetarianismo e as crianças 31

Vegetarianismo em Natal 33

Carta para *The Natal Mercury* 37

Carta para Jamnadas Gandhi 43

Carta para Maganlal Gandhi 47

Carta para Narahari Parikh 51

Carta para Narahari Parikh 55

Uma carta 59

Carta para Rameshchandra 61

Laticínios 63

Uma carta 67

Carta para Narayan Kulkarni 69

Carta para David 71

Carta para Nathubhai 73

Comida (1942) 77

Valores alimentares 81

Gandhi e o vegetarianismo hoje 89
Marly Winckler

— Prefácio
Florence Burgat

I — Como o vegetarianismo se tornou uma missão para Gandhi

Mohandas Gandhi era vegetariano? Para muitos, esta dieta provavelmente está ligada à figura de Mahatma apenas de uma maneira vaga: como hindu, ele deveria ser vegetariano. Porém, se o vegetarianismo de Gandhi é uma questão digna de aprofundamento, é precisamente porque, de uma prática herdada, "um *habitus*", uma dieta baseada em tabus alimentares, ela se tornou uma "missão". E foi na Inglaterra, onde ele chegou em 1888, quando tinha apenas vinte anos de idade, que isso aconteceu, graças à leitura do livro de Henry Stephens Salt, *Em defesa do vegetarianismo* (1886). Esse livro encontrava-se à venda em um restaurante vegetariano com o qual Gandhi se deparou por acaso, na rua Farringdon, em Londres.

Desde sua chegada na Inglaterra, Gandhi havia entendido que seu vegetarianismo seria, em muitos aspectos, um obstáculo: complicava sua vida social, marginalizava-o, mas especialmente o impedia de saciar sua fome. Recorrendo ao pão durante refeições em que apenas vegetais cozidos e sem sabor se encaixavam em sua dieta, ele estava se alimentando mal e muito pouco. E sonhava com doces indianos... E também sonhava em se livrar dessa restrição! Foi por isso que as considerações alimentares ocuparam uma parte importante de suas primeiras semanas na Inglaterra. A rigidez de sua posição era também incompreensível para seus anfitriões.

A leitura de Henry Stephens Salt deu sentido a uma dieta cuja base moral Gandhi passou então a compreender plenamente, assim como seus múltiplos benefícios físicos e espirituais, como uma série de motivos que nele coexistem para formar uma unidade.

Henry S. Salt, além de ser autor de obras sobre o poeta e reformista Percy B. Shelley[1] e de uma biografia de Henry David Thoreau, também escreveu o ensaio *Animal Rights Considered in Relation to the Social Progress* [Direitos animais considerados em relação ao progresso social] (1894). Foi um homem envolvido em reformas sociais, pacifistas, vegetarianas e antivivisseccionistas. O pensamento de Gandhi deve muito a outros três autores: Henry David Thoreau, com quem ele concordava sobre a desobediência civil; John Ruskin, cujo livro *Unto this Last* [Até este último] (1860), ecoou suas próprias convicções; e especialmente Liev Tolstói, de quem ele leu fervorosamente *O reino de Deus está em vós* (1893), e com quem manteve uma correspondência.

A mudança que ocorreu em 1888 foi precisamente descrita por Gandhi: "Eu li do início ao fim o livro de Salt e fiquei profundamente impressionado. Posso dizer que foi a partir daquele momento que me tornei vegetariano por opção, abençoando o dia em que fiz meu juramento para minha mãe. A fim de mantê-lo e em nome da verdade, eu desde então me abstive de tocar em carne. No entanto, no passado eu havia desejado que todos os indianos comessem carne. Também havia pensado em fazê-lo um dia, aberta e livremente, bem como para reunir outros para essa causa. Mas a partir

1 Percy Bysshe Shelley e Mary Wollstonecraft Shelley escreveram *A Vindication of Natural Diet* (1831).

de então eu escolhi o vegetarianismo; espalhar isso tornou-se minha missão."[2]

II —

Voltemos um pouco no tempo para percorrer a controversa trajetória vegetariana de Mohandas Gandhi. Nos capítulos "Tragédia" e "Tragédia (continuação)" de sua autobiografia, Gandhi, antes mesmo dos quinze anos (e já casado), relata o seguinte episódio: apesar de ser alertado pela sua mãe, seu irmão mais velho e sua esposa contra essa má influência, Gandhi dá ouvidos aos argumentos de um amigo indiano em defesa da alimentação carnista. Segundo esse último, alguns indianos vegetarianos comiam carne em segredo, pois haviam compreendido que ela era a chave da saúde e da força. "Aqueles que comem carne não têm furúnculos nem tumores, e mesmo quando têm, se curam rapidamente."[3] Tais eram algumas das curiosas virtudes que esse menino mau atribuía à carne. Gandhi, que se descrevia como um rapaz de "aspecto frágil" e temperamento "covarde", se sentia extremamente ridículo diante desse atleta que era excelente em corrida e salto em altura, "porque ele comia carne, é claro". A ideia de um Ocidente forte por se carnívoro já trilhava seu caminho. Então não era por serem vegetarianos que os indianos haviam se deixado dominar?

2 *Autobiographie ou mes expériences de vérité* [Autobiografia: Minha vida e minhas experiências com a verdade], traduzido do inglês por Georges Belmont (1950), edição revista por Olivier Lacombe, Paris: PUF, 1994, p. 65. (Todas as citações extraídas do livro foram modificadas por Vivien Garcia a partir do texto em inglês: M. Gandhi, *The Story of My Experiments with Truth* Vol. I e II, traduzido do gujarati por Mahadev Desai, Ahmedabad: Navajivan Press, 1927 e 1929).

3 Ibid., p. 30.

O menino levou Gandhi até um lugar ermo para fazê-lo comer carne de cabra, coisa que ele nunca tinha visto. Embora Mohandas não tenha conseguido engolir o pedaço oferecido, sua noite foi assombrada pela sensação de uma cabra viva gemendo dentro de seu corpo. Uma primeira luta acontecia dentro dele, entre o dever de ser forte – e portanto, carnívoro – e a lealdade à tradição familiar de um vegetarianismo estrito. Mas outra coisa surgia dessa carne: os animais dos quais era constituída não desejavam morrer. Esse fato, que é o fundamento do vegetarianismo dito "ético" não entrava na linha de pensamento (ao menos não de forma explícita) do vegetarianismo cego que fora incutido em Mohandas: um vegetarianismo que vinha de um tabu alimentar sem qualquer relação com uma consideração para com os animais, por ser oriunda, antes de tudo, de uma repulsa herdada e transmitida, e assim sucessivamente.

Determinado demais para desistir após um único fracasso, o prosélito amigo resolveu ir adiante e venceu a repulsa de Gandhi convidando-o para grandes restaurantes que serviam preparos sofisticados à base de carne. Gandhi confessa a degustação de uma dúzia desses pratos ao longo de um ano, e por consequência, o mesmo número de mentiras para sua mãe. Pela retidão que sentia dever a seus pais, ele se regenera.

Chega então o momento de conseguir a autorização de sua mãe para sua ida à Inglaterra, onde ele deseja estudar para se tornar advogado. A mãe temia que esse país fosse um lugar de perdição para os rapazes, que não tardariam a se embriagar de carne e de vinho... De forma solene, Mohandas faz um "juramento de não tocar em carne, mulheres, nem vinho".[4] Essa tríade de proibições diz muito sobre a natureza de seu vegetarianismo.

4 Ibid., p. 54. Gandhi diz adiante que "Os ovos estavam incluídos na sua [mãe de Gandhi] definição de carne."

III —

Voltemos ao momento da descoberta de Gandhi de *Em defesa do vegetarianismo*. O livro de Salt inaugurava a leitura de "todos os livros disponíveis sobre o vegetarianismo".[5] Desses volumes destacava-se um elogio às dietas (diversos médicos se pronunciam em favor do regime e o prescrevem) assim como um elogio moral. As experiências dietéticas se tornariam centrais na vida de Gandhi. Quanto ao elogio moral, ele consistia essencialmente na ideia de que, longe de implicar uma dominação de um sobre outro, "a supremacia do homem sobre as espécies animais"[6] deve ilustrar-se pela proteção dos animais. Além disso, a comida deve ter um valor simplesmente vital, excluindo assim não somente a carne animal como os ovos e o leite.

Há, portanto, mais de um tipo de vegetarianismo que podemos encontrar na literatura. Vegetarianos não comem nenhum tipo de carne, incluindo carne de boi, aves e peixes. Podem incluir ovos e leite, sendo, neste caso, chamados de ovolactovegetarianos. Há também os lactovegetarianos, que não comem nenhum tipo de carne, mas consomem leite e derivados. Aqueles que não consomem nenhum produto de origem animal são os vegetarianos estritos ou veganos.

Tais eram as considerações que ocupavam a Sociedade Vegetariana de Londres, e Gandhi não tardou a se tornar membro de seu comitê executivo, antes de criar ele próprio um clube vegetariano em Bayswater, bairro do centro de Londres.

Embora ficara feliz em ter descoberto alguns restaurantes vegetarianos em Londres, ele continuava enfrentando constrangimentos, pois grande parte dos pratos levavam ovos, que

5 Ibid., p. 66.

6 Ibid., p. 75.

ele não comia. Quanto ao leite e seus derivados, ele fez o juramento de abster-se. "Tenho firmes convicções de que o homem nunca precisou de leite, a não ser o bebê que mama no seio de sua mãe."[7] Mas a "tragédia de sua vida", depois de abdicar de leite e derivados durante anos, foi ter de beber leite de cabra para recobrar sua saúde. Ocorreu em 1903, na Índia. Por que leite de cabra? Fora o status particular das vacas e búfalas que motivara seu juramento, mas ainda assim ele consistia na restrição de todo tipo de leite. Foi por isso que quando ele bebeu o leite de cabra, temia ter quebrado o espírito do juramento.

IV —

O que Gandhi chama de "aspecto religioso" do vegetarianismo, – sobre o qual, aliás, seria um erro de interpretação omitir que para Gandhi "a verdade é Deus", e não o contrário (sua filosofia, cujas fontes são extraordinariamente ecléticas, é antidogmática)[8] – não interveio realmente em sua reflexão ou em sua prática até sua estadia na África do Sul, isto é, a partir de 1893. "O aspecto missionário de sua paixão pelo vegetarianismo"[9] crescera. Um entusiasmo que custou caro. Uma conhecida do círculo teosófico, criado em torno de Annie Besant,[10]

7 Ibid., p. 344.

8 "Me recuso a ser vinculado a qualquer interpretação [da religião], por mais sábia que seja, se ela for contra a razão e a moral.", escreve Gandhi em um artigo sobre o hinduísmo, publicado em *Young India*, no dia 6 de outubro de 1921.

9 M. Gandhi, op. cit., p. 77.

10 Annie Besant (1847–1933) foi uma escritora inglesa, socialista, teosofista, ativista pelos direitos da mulheres e fervorosa defensora do autogoverno da Índia.

abriu um restaurante vegetariano em Joanesburgo que foi mal administrado. Gandhi havia emprestado o dinheiro que tinha guardado para financiar o empreendimento, uma soma importante que ele nunca recuperaria.

Os jejuns de Gandhi permanecem famosos. Suas experiências dietéticas (monorregimes de frutas ou cereais, refeição única cotidiana, jejum) marcaram sua existência, fortalecendo seu gosto pelo autocontrole e pela abstinência. Essas privações, que inicialmente eram devidas a preocupações com a higiene, passaram a ser ditadas por uma disciplina moral. O autocontrole proporcionava a Gandhi imensas satisfações.

Mas foi o dever de não violência com os animais que constituiu a essência de seu engajamento pelo vegetarianismo. "Para mim, a vida de um carneiro não é menos preciosa que a de um ser humano. Eu não gostaria de tirar a vida de um carneiro para satisfazer algum corpo humano. Acredito que quanto menos uma criatura pode se defender mais ela tem direito à proteção do homem contra a crueldade do homem."[11] No mais, Gandhi trabalhou durante toda a sua vida na elaboração de um sistema agrícola em que o abate dos animais seria proibido, de forma tão sustentável que ele se tornaria economicamente absurdo. "Salvar os bovinos da faca do açougueiro", segundo uma expressão recorrente em seus escritos, era o objetivo dessa empreitada.

Por fim, que diferença Gandhi fazia entre o consumo dos animais e o das plantas? "Se a sensibilidade da dor varia de uma criatura para outra, a dor de uma vaca diante dos horrores da morte não pode ser sentida por nenhuma planta."[12]

Os escritos aqui reunidos têm naturezas diversas: artigos publicados em revistas e jornais, cartas, extratos de livros

11 M. Gandhi, op. cit., p. 297.

12 Carta para Rameshandra, 13 de dezembro de 1927.

e palestras. À exceção do "Discurso pronunciado no encontro da Sociedade Vegetariana de Londres", que constituí uma boa introdução às reflexõs de Gandhi sobre o Vegetarianismo, e que por isso abre a edição, escolhemos apresentar os textos na ordem cronológica em que foram escritos. Assim dispostos eles permitem perceber como Gandhi, ao longo do tempo e com uma constante vivacidade de espírito, reforça, corrige, questiona e aprimora as suas ideias.

Florence Burgat é filósofa francesa nascida em 1962. Filha de um agricultor, é doutora em filosofia pela Universidade Jean-Moullin – Lyon III e foi diretora de pesquisa da instituição francesa INRA (Instituto Nacional da Pesquisa Agronôma). É autora de três obras fundamentais sobre a questão animal: *Animal mon prochain* [Animal meu próximo] (1997), *Liberté et inquiétude de la vie animale* [Liberdade e inquietude da vida animal] (2006), no qual restitui a experiência e a subjetividade dos animais, e *Une autre existence* [*Uma outra existência*] (2012), além do recente *L'Humanité carnivore* [A humanidade carnívora], publicado em 2017.

Nota da edição Os textos de Gandhi reunidos aqui fazem parte da seleção de Florence Burgat e foram traduzidos diretamente do inglês. Todas as notas são da edição brasileira, à exceção daquelas do prefácio e das indicadas como (N.O.), notas da organizadora.

— Discurso pronunciado no encontro da Sociedade Vegetariana de Londres

Londres, 20 de novembro de 1931

Quando recebi o convite para participar deste encontro, impossível dizer o quanto fiquei satisfeito, pois vieram à tona lembranças antigas e recordações de amizades agradáveis com vegetarianos. Sinto-me especialmente honrado em encontrar à minha direita o Sr. Henry Salt. Foi o livro do Sr. Salt, *Em defesa do vegetarianismo*, que me mostrou por que era certo ser vegetariano, para além de um hábito hereditário e de um juramento feito a pedido de minha mãe. Ele me mostrou por que era um dever moral dos vegetarianos não viver à custa de nossos amigos animais. É, portanto, um prazer ainda maior para mim a presença do Sr. Salt entre nós.

Não pretendo gastar seu tempo expondo minhas várias experiências com o vegetarianismo, nem quero dizer-lhes da grande dificuldade que enfrentei em Londres para permanecer firme ao vegetarianismo, mas gostaria de compartilhar com vocês alguns dos pensamentos que desenvolvi relacionados a essa questão. Quarenta anos atrás eu costumava circular entre vegetarianos. Naquela época, não havia praticamente nenhum restaurante vegetariano em Londres que eu não tivesse visitado. Eu fiz questão, por curiosidade, de estudar as variedades de restaurantes vegetarianos em Londres, e de visitar cada um deles. Naturalmente, portanto, entrei em contato com muitos vegetarianos. Percebi que, em grande parte dessas mesas, a conversa girava em torno de alimentação e doença. Descobri também que os vegetarianos que mais tinham de se esforçar para manter o vegetarianismo estavam achando difícil do ponto de vista da saúde. Não sei se hoje em dia esses debates ainda existem, mas na época participei de debates que aconteciam entre vegetarianos e vegetarianos, assim como entre vegetarianos e não vegetarianos. Lembro-me de um desses debates, entre o Dr. Densmore[1] e o falecido Dr. T. R. Allinson.[2] Os vegetarianos tinham, como visto, o costume de não falar de nada além de comida e de doença. Sinto que é a pior maneira de lidar com a questão. Percebo também que as pessoas que se tornam vegetarianas porque sofrem de alguma doença – isto é, por motivos puramente de saúde – são as que mais costumam abandonar a dieta. Descobri que, para permanecer fiel ao vegetarianismo, o homem requer uma base moral. Essa foi uma grande descoberta em minha busca pela verdade. Desde muito novo, no decorrer de meus experimentos, percebi que uma base egoísta não serviria ao propósito de levar o homem cada vez mais longe nos caminhos da evolução. Era necessário um propósito altruísta. Descobri também que a saúde não era de forma alguma um monopólio dos vegetarianos. Encontrei muitas pessoas sem preconceitos de um lado e de outro, e vi que os não vegetarianos apresentavam, de modo geral, boa saúde. Também percebi que vários vegetarianos achavam impossível permanecerem vegetarianos porque haviam transformado a comida em fetiche e também porque achavam que, ao se tornarem vegetarianos, poderiam comer o tanto de lentilhas, feijão e queijo que quisessem. É claro que essas pessoas não poderiam manter uma boa saúde. Pensando nessa linha, compreendi que devemos sempre comer com moderação,

1 Emmet Densmore (1837–1911) foi um médico inglês promotor de uma dieta baseada em carnes e frutas, a qual acreditava ser a comida dos primeiros homens. Opunha-se à dieta vegetariana.

2 Thomas Richard Allinson (1858–1918) foi um médico inglês, jornalista e ativista vegetariano, defensor do uso de cereais integrais.

e de vez em quando jejuar. Nenhum homem ou mulher come com verdadeira parcimônia, isto é, apenas aquela quantidade que o corpo requer e nada mais. Nós facilmente caímos nas tentações do paladar e, portanto, quando algo é delicioso, não nos importamos em comer um bocado a mais. Mas é impossível preservar a saúde nessas circunstâncias. Assim, descobri que, para ter boa saúde, não importa o que você coma, é necessário reduzir a quantidade de comida e o número de refeições. Torne-se moderado; peque pela falta, não pelo excesso. Quando convido amigos para compartilharem suas refeições comigo, nunca os pressiono para aceitar nada, apenas o que eles pedem. Pelo contrário, eu digo a eles que não comam nada se não quiserem.

Gostaria de chamar atenção para o fato de que os vegetarianos precisam ser tolerantes se quiserem converter os outros ao vegetarianismo. Adotar um pouco de humildade. Devemos apelar para o senso moral das pessoas que não concordam conosco. Se um vegetariano adoecesse e um médico prescrevesse caldo de carne, então eu não o chamaria de vegetariano. Um vegetariano é feito de matéria austera. Por quê? Porque ele trabalha para o espírito e não para o corpo. O homem é mais do que carne. É o espírito do homem que nos interessa. Portanto, os vegetarianos deveriam ter a base moral de saber que o homem não nasceu para comer carne, mas, sim, para viver das frutas e ervas que a terra cultiva. Sei que todos nós erramos. Eu deixaria de consumir leite se pudesse, mas não consigo. Fiz essa tentativa inúmeras vezes. Não consegui, após uma doença grave, recuperar minhas forças sem voltar ao leite. Essa tem sido a tragédia da minha vida. Mas a base do meu vegetarianismo não é física e, sim, moral. Se alguém dissesse que eu morreria se não tomasse caldo de carne ou carneiro, mesmo sob conselho médico, eu preferiria a morte.

Essa é a base do meu vegetarianismo. Eu adoraria pensar que todos nós, que nos chamamos vegetarianos, temos essa base. Há milhares de carnívoros que deixaram de ser carnívoros. Deve haver uma razão para fazermos essa mudança em nossas vidas, para adotar hábitos e costumes diferentes da sociedade, mesmo que às vezes essa mudança possa ofender nossos entes mais próximos e queridos. Por nada no mundo se sacrifica um princípio moral. Sendo assim, a única base para uma sociedade vegetariana é, e deve ser, moral. Não vou dizer a vocês, pelo que já vi nas minhas andanças pelo mundo, que os vegetarianos, em geral, desfrutam de uma saúde muito melhor do que os comedores de carne. Pertenço a um país que é predominantemente vegetariano por hábito ou necessidade. Não posso garantir que isso tenha gerado uma tolerância maior, uma coragem maior ou uma resistência maior a doenças. Porque é uma coisa peculiar e pessoal que requer obediência, uma obediência escrupulosa, a todas as leis da higiene.

Portanto, acredito que os vegetarianos não devem enfatizar as consequências físicas do vegetarianismo, mas explorar suas consequências morais. Embora ainda não tenhamos esquecido que compartilhamos muitas coisas com a besta, não percebemos suficientemente que há certas coisas que nos diferenciam da besta. Claro, a vaca e o boi são vegetarianos – melhores vegetarianos do que nós – mas há algo muito mais elevado que nos convida ao vegetarianismo. Por isso, pensei que durante os poucos minutos que tenho o privilégio de me dirigir a vocês, apenas enfatizaria a base moral do vegetarianismo. E diria que descobri por experiência própria, e pela experiência de milhares de amigos e companheiros, que eles encontram satisfação, no que diz respeito ao vegetarianismo, na base moral que escolheram para sustentar o vegetarianismo.

Em conclusão, agradeço a todos por virem aqui e me permitirem ver vegetarianos de verdade. Não sei dizer se os conheci quarenta ou quarenta e dois anos atrás. Suponho que os rostos da Sociedade Vegetariana de Londres tenham mudado. Há muito poucos membros que, como o Sr. Salt, pertencem à Sociedade há mais de quarenta anos. Por fim, se for do desejo de vocês, gostaria que me fizessem algumas perguntas, pois estou à sua disposição por alguns minutos.

Gandhi foi então solicitado a dar suas razões para limitar sua dieta diária a apenas cinco alimentos, e sua resposta foi a seguinte:

Isso não tem conexão com o vegetarianismo... Foi por outro motivo. Eu tinha sido um filho mimado da natureza. Eu adquirira então uma notoriedade que, ao ser convidado por amigos, fazia com que servissem diante de mim fartos pratos de comida. Eu dizia a eles que estava lá para servir e não para me servirem[3] e que, pessoalmente, acabaria morrendo aos poucos se me permitisse ser mimado assim. Então, limitando-me a cinco alimentos, eu cumpri um duplo propósito. E devo terminar todas as minhas refeições antes do pôr do sol. Fui salvo de muitas armadilhas por isso. Há muitas descobertas sobre isso com relação a questões de saúde. Os nutricionistas estão

3 Essa ideia é melhor explicada na autobiografia de Gandhi: "Pensava nos incômodos inúteis que causara aos anfitriões que haviam me acolhido tão generosamente em Calcutá e em Rangoon. Decidi, por consequência, limitar o número de produtos alimentares que consumia a cada dia e fazer minha última refeição antes do por do sol. Estava convencido de que, se não me impusesse essas restrições, atrapalharia muito meus futuros anfitriões e seria servido por eles em vez de me por a serviço deles." (M. Gandhi, *Autobiographie ou mes expériences de vérité* [Autobiografia: Minha vida e minhas experiências com a verdade].) (N.O.)

dizendo que a tendência é cada vez mais simplificar a dieta, e que, para viver com saúde, é preciso comer uma coisa de cada vez e evitar combinações nocivas. Eu gosto mais do processo de exclusão do que da inclusão porque não há dois médicos com a mesma opinião. Por isso acredito que a restrição a cinco itens de comida tenha me ajudado moral e materialmente – materialmente porque, em um país pobre como a Índia, nem sempre é possível obter leite de cabra, e é difícil produzir frutas e uvas. Depois, vou visitar pessoas pobres e, se esperasse uvas cultivadas em estufa, elas me baniriam. Então, restringindo-me a cinco itens de comida, também sirvo à lei da economia.

(Jornal *Harijan*, 20/2/1949)

— Vegetarianos indianos I

A Índia é habitada por vinte e cinco milhões de pessoas[4] de várias castas e religiões. A crença mais comum entre os ingleses que não foram à Índia, ou que têm pouco interesse em assuntos indianos, é que todos os indianos nascem vegetarianos. Isso é verdade apenas em parte. Os indianos são divididos em três categorias principais, a saber, os hindus, os maometanos e os parsis.

Os hindus, por sua vez, são divididos em quatro castas principais, a saber, os brâmanes, os xátrias, os vaixás e os sudras. De todos esses, em teoria, apenas os brâmanes e os vaixás são vegetarianos puros. Mas na prática quase todos os indianos são vegetarianos. Alguns o são voluntariamente, outros por necessidade. Estes, embora sempre dispostos a aceitar, ainda são pobres demais para comprar carne. Esta declaração é corroborada pelo fato de que existem milhares de pessoas na Índia que têm que viver com um *pice* (que equivale a um terço de *penny*) por dia. Essas pessoas vivem de pão e sal, um artigo altamente tributado, pois mesmo em um país pobre como a Índia, é muito difícil, se não totalmente impossível, obter carne comestível por um terço de *penny*.

A questão não é saber do que os vegetarianos na Índia estão sendo privados, e sim, qual será o vegetarianismo praticado por eles. Para começar, o vegetarianismo indiano não consiste em uma dieta de vegetais, ovos e leite [ovo-lacto vegetariana].

4 Aqui, o autor provavelmente se equivocou e tenha querido dizer "crore", a unidade numérica indiana equivalente a dez milhões. Na época em que o texto foi escrito, a população indiana era de aproximadamente 200 milhões. Hoje, é de 1,3 bilhão.

Os vegetarianos indianos se recusam a comer, além de peixe, aves e carnes, ovos, pois argumentam que comer um ovo equivale a matar a vida; já que um ovo, se não fosse perturbado, se tornaria, *prima facie*, uma ave.

Mas, ao contrário de alguns dos extremistas vegetarianos daqui,[5] eles não apenas não se abstêm do leite e da manteiga, mas os consideram sagrados o suficiente para serem usados nos chamados "dias de fruta", que ocorrem quinzenalmente e que são geralmente praticados pelos hindus de alta casta; porque, como eles dizem, eles não matam a vaca ao tirar leite dela. E certamente a ordenha de uma vaca, que, a propósito, serve de inspiração para a pintura e a poesia, não é capaz de ferir os sentimentos mais delicados, como seria o caso de seu abate. Pode valer a pena mencionar *en passant* que a vaca é um objeto de adoração entre os hindus, e um movimento de passeatas para evitar que as vacas sejam enviadas para o abate está progredindo rapidamente.

(*The Vegetarian*, 7/2/1891)

5 Gandhi refere-se à Inglaterra, já que na época vivia em Londres.

— Vegetarianos indianos II

A dieta vegetariana indiana geralmente varia de acordo com as regiões do país. Assim, em Bengala, o alimento principal é o arroz, enquanto na região de Bombaim é o trigo.

Os indianos em geral – e as pessoas adultas em particular, entre eles os hindus de alta casta – fazem duas refeições por dia com um copo ou dois de água entre as refeições sempre que sentem sede. A primeira refeição é feita por volta das dez da manhã, o que corresponde ao almoço inglês, e a segunda refeição é por volta das oito da noite, o que corresponderia à ceia, embora, na realidade, seja uma refeição substancial. A partir disso, vê-se que não há café da manhã – o que, visto que os indianos geralmente acordam às seis, às vezes até às quatro ou cinco horas da manhã, eles pareceriam necessitar – nem a refeição normal do meio-dia. Alguns dos leitores, sem dúvida, se perguntam como os indianos conseguem ficar sem comer durante nove horas após a primeira refeição. Isso pode ser explicado de duas maneiras: primeiro, o hábito é uma segunda natureza. Para alguns, é a religião que ordena, para outros, o emprego ou o costume que os obriga a não fazer mais do que duas refeições por dia. Em segundo lugar, o clima da Índia, que em quase toda parte é muito quente, explica o hábito. Mesmo na Inglaterra, a quantidade de comida consumida varia segundo a estação do ano. Ao contrário dos ingleses, os indianos não comem cada prato separadamente, mas misturam muitas coisas. Entre alguns dos hindus, é uma das exigências de sua religião misturar toda a comida. Além disso, cada prato é preparado de forma elaborada. Na verdade, eles não acreditam em vegetais cozidos na água, e gostam de enriquecê-los com muitos temperos, como pimenta, sal, cravos, açafrão, mostarda, entre outros, para os quais é difícil encontrar nomes em inglês, a menos que sejam usados na medicina.

A primeira refeição consiste geralmente em pão ou bolos – sobre os quais darei mais detalhes a seguir – algumas leguminosas, por exemplo, ervilhas, feijões etc., e dois ou três vegetais verdes cozidos juntos, ou separadamente, seguidos por arroz e leguminosas cozidos em água e aromatizados com várias especiarias. Depois disso, alguns consomem leite e arroz, ou simplesmente leite, às vezes leite coalhado, ou mesmo soro de leite, especialmente no verão. A segunda refeição, isto é, a ceia, consiste em praticamente as mesmas coisas que a primeira, mas a quantidade é menor, sobretudo de vegetais. O leite é mais usado nesta refeição. O leitor deve ser lembrado de que a alimentação não é a mesma para todo indiano, e que os pratos típicos variam de acordo com as regiões e as classes sociais.

Assim, por exemplo, nenhum doce foi mencionado nessas refeições, e, no entanto, com certeza eles são consumidos entre as classes mais abastadas pelo menos uma vez por semana. Além disso, enquanto, como dito acima, o trigo é preponderante sobre o arroz na Presidência de Bombaim,[6] em Bengala o arroz é mais comum do que o trigo. No que diz respeito à terceira exceção que deve provar a regra, a comida entre a classe trabalhadora também é diferente. Poderia escrever páginas e mais páginas para descrever todas essas variedades e, se o fizesse, esse artigo perderia todo interesse.

A manteiga, ou, mais precisamente, a manteiga clarificada, é muito mais usada para fins culinários do que na Inglaterra ou, talvez, até mesmo do que na Europa. E de acordo com

6 Entidade administrativa da Índia britânica formada pelos territórios ocidentais da Índia. Existiu entre 1703 e 1936.

um médico de alguma autoridade, mesmo que não faça bem, muito uso de manteiga em um clima quente como o da Índia também não faria mal, como poderia fazer em um clima frio como o da Inglaterra.

Talvez o leitor observe que a fruta, sim, logo a fruta, tão importante, é de ausência gritante nos pratos acima mencionados. Uma das razões, entre muitas outras, é que os indianos não sabem o verdadeiro valor da fruta, que os pobres não podem comprar bons frutos e que bons frutos não estão disponíveis em toda a Índia, exceto nas grandes cidades. De fato, há certos frutos, não encontrados aqui, que são usados por todas as classes na Índia; mas, infelizmente, elas são usadas como coisas superficiais, não como alimento, e ninguém conhece seu valor nutricional, porque ninguém se dá ao trabalho de analisá-las.

(*The Vegetarian*, 14/2/1891)

— Vegetarianos indianos IV

Depois de saber quem são os vegetarianos na Índia, e o que eles costumam comer, o leitor poderá julgar pelos seguintes fatos quão vazios e infundados são os argumentos de algumas pessoas a respeito das frágeis constituições dos hindus vegetarianos.

É comum dizer dos vegetarianos indianos que eles são fisicamente muito fracos, e que, portanto, o vegetarianismo não é compatível com a força corporal. Agora, se for possível provar que geralmente na Índia os vegetarianos são tão fortes quanto – se não mais fortes – que os indianos que comem carne, e até mesmo que os ingleses, e que, ainda por cima a fraqueza pode ser atribuída a muitas outras razões além da dieta, toda a estrutura sobre a qual argumento acima é baseado irá desmoronar. É verdade que, em geral, os hindus são notoriamente fracos; mas uma pessoa imparcial – um comedor de carne – que conhece a Índia e seu povo mesmo superficialmente lhe dirão que existem muitas outras causas que explicam essa fraqueza proverbial.

Uma das razões mais importantes, se não a mais importante, é o infeliz costume dos casamentos infantis e seus males concomitantes. Geralmente, as crianças quando atingem a idade de nove anos já estão sobrecarregadas com os grilhões da vida conjugal. Em muitos casos, casam-se ainda mais jovens e, em algumas vezes, são prometidas antes mesmo do nascimento. Assim, uma mulher prometeria casar seu filho, caso seja homem, com a filha de outro, caso seja mulher, e vice-versa. Naturalmente, nos dois últimos casos, a consumação não ocorre antes dos dez ou onze anos de idade. Casos são registrados em que uma esposa de doze anos teve um filho com um marido de dezesseis ou dezessete anos. Não é normal que esses casamentos prejudiquem até as constituições mais fortes? Agora imagine quão fraca a descendência de tais casamentos deve ser. Então pense nos cuidados que um casal precisa administrar a um bebê. Suponha que um menino de onze anos seja casado com uma garota da mesma idade. Assim, numa época em que o menino deveria ser, e é, ignorante do que é ser um marido, ele foi obrigado a se casar. Ele ainda frequenta a escola. Além do trabalho penoso na escola, tem sua esposa-filha para cuidar. Na verdade, ele não a sustenta, pois na Índia um filho, quando casado, não se separa necessariamente de seus pais, a menos que esteja em conflito com eles. Ainda assim, ele tem de fazer todo o resto. Então, cerca de seis anos após o casamento, ele tem um filho, provavelmente ainda não terminou seus estudos, e precisa pensar em ganhar dinheiro não apenas para se manter, mas também para sustentar a esposa e o filho, pois não pode esperar passar a vida inteira dependendo do pai e, mesmo que pudesse, certamente deverá contribuir com algo. O mero conhecimento de seu dever não prejudicaria sua mente e, por consequência, sua saúde? Alguém ousaria dizer que isso não é capaz de fragilizar a constituição mais robusta? É possível argumentar que, se o menino, no exemplo acima, tivesse comido carne, ele teria se mantido mais forte. A resposta a tal argumento pode ser encontrada nos príncipes Kshatriya que, apesar de sua dieta rica em carnes, continuam muito fracos devido à devassidão.

Além disso, os pastores da Índia oferecem um bom exemplo de quão forte um vegetariano indiano pode ser, quando não há outras questões em jogo. O pastor indiano é um homem de constituição hercúlea. Com seu cajado grosso e resistente, seria páreo para qualquer europeu comum com sua espada. Há casos registrados de pastores que mataram ou expulsaram tigres e leões com seus cajados. "Mas", disse um amigo certo dia, "Este é um exemplo de homem vivendo no estado bruto e natural. No atual estado altamente artificial da sociedade, você precisa de mais do que meras couves e ervilhas. Seu pastor carece de inteligência, ele não lê livros etc.". A única resposta para isso é que o pastor vegetariano seria igual, senão superior, a um pastor que come carne. Assim, faz-se a comparação entre vegetarianos de uma classe e um onívoro da mesma classe. É uma comparação entre força e força, e não entre força e força mais inteligência, pois minha tentativa para o momento é simplesmente desmentir que os vegetarianos indianos são fisicamente fracos por causa de seu vegetarianismo.

Não importa o que você coma, parece impossível, exceto em raros casos, alimentar a força física e mental de forma equilibrada. A lei da compensação exigirá que o que é adquirido no poder mental deva ser perdido no poder do corpo. Um Sansão não pode ser um Gladstone. E admitindo o argumento de que um substituto é necessário para os vegetais no estado atual da sociedade, por que haveria de ser a carne?

Então tome o caso dos Kshatriyas, a chamada raça guerreira da Índia. Eles são, claro, comedores de carne e poucos deles já empunharam uma espada! Longe de mim dizer que eles, enquanto raça, são muito fracos. Enquanto Pruthuraj[7] e Bhim[8] e semelhantes -- sem falar dos guerreiros mais antigos – forem lembrados, apenas um tolo acreditaria que eles são uma raça fraca. Mas sua degeneração é um fato triste.

O povo verdadeiramente guerreiro, entre outros, é o povo das províncias do Noroeste da Índia, conhecido como Bhayas.

7 Prithviraj Chauhan, rei do século XI que alegava ser descendente do Sol, famoso por sua destreza física.

8 Segundo dos príncipes Pandava, no Mahabharata, conhecido por sua grande estatura e força.

Eles subsistem com trigo, leguminosas e verduras. São os guardiões da paz, amplamente empregados nos exércitos nativos.

A partir dos fatos acima, é fácil ver que não apenas o vegetarianismo não é prejudicial, como, ao contrário, é propício à força do corpo e que atribuir a fraqueza hindu ao vegetarianismo é basear-se em uma falácia.

(*The Vegetarian*, 28/2/1891)

— O vegetarianismo e as crianças

M. K. Gandhi, escreve, em uma carta particular:

Recentemente, uma grande convenção de cristãos do Movimento Keswick[9] foi realizada em Wellington, sob a presidência do reverendo Andrew Murray. Eu participei na companhia de queridos amigos cristãos; eles têm um filho de seis ou sete anos de idade. Na época, ele saiu comigo um dia para um passeio. Nós falávamos simplesmente sobre a bondade para com os animais. Durante a conversa, discutimos o vegetarianismo. Desde aquela época, me disseram, o menino não come carne. De fato, ele ficou me observando, antes da conversa, pegando apenas vegetais na mesa de jantar, e me perguntou por que eu não comia carne. Seus pais, embora não sejam vegetarianos, acreditam na virtude do vegetarianismo e não se incomodaram em conversar com o garoto sobre isso.

Escrevo isso para mostrar a facilidade com que você consegue convencer os filhos da grande verdade e induzi-los a evitar a carne se seus pais não forem contra a mudança. O menino e eu somos grandes amigos até hoje. Ele parece gostar

9 Também conhecido como "Movimento Vida Santa", "Vida Elevada", ou "Vida Superior", o Movimento Keswick tem suas raízes nas doutrinas de perfeição de John Wesley. Iniciado na Inglaterra, é inspirado no livro *The Higher Christian Life,* de William Boardman, publicado em 1858. O movimento é por conhecido pelo nome de Keswick por ter sido promovido em convenções em Keswick, uma cidade em Cumbria, Inglaterra. A ideia principal é que o cristão deve avançar em sua experiência de conversão inicial e ter uma experiência mais profunda de permitir Deus trabalhar em sua vida, buscando "inteira santificação", "a segunda bênção" ou "o segundo toque", entre outros termos.

muito de mim. Outro garoto, com cerca de 15 anos, com quem eu estava conversando, disse que não podia matar ou ver uma ave morta, mas não se opunha a comê-la.

(*The Vegetarian*, 5/5/1894)

— Vegetarianismo em Natal

(1895)

Em Natal,[10] assim como em toda a África do Sul,[11] lutar pelo vegetarianismo é tarefa árdua e rara. No entanto, existem poucos lugares onde o vegetarianismo seria mais propício à saúde, ou mais econômico e viável. É claro que, no momento, manter-se vegetariano não é econômico e certamente requer muitas restrições. Tornar-se um parece quase uma impossibilidade. "É tudo muito simples em Londres, onde há dezenas de restaurantes vegetarianos, mas como você pode se tornar ou permanecer vegetariano na África do Sul, onde se encontra muito pouca comida vegetariana nutritiva?" Essa tem sido a resposta invariável às minhas perguntas, em conversas sobre o assunto com dezenas de pessoas.

Alguém poderia pensar que essa pergunta seria improvável na África do Sul, visto que o país desfruta de um clima semitropical, e seus recursos vegetais são inesgotáveis. No entanto, ela é inteiramente justificável. No melhor dos hotéis, o único vegetal presente na hora do almoço é a batata, geralmente mal cozida. Na hora do jantar, você encontra, talvez, dois legumes, e o cardápio de vegetais quase nunca é alterado.

10 A colônia de Natal foi uma colônia britânica no sudeste da África, atual KwaZulu-Natal, província da África do Sul.

11 Em 1891, após terminar estudos na Inglaterra e voltar para a Índia por curto período, Gandhi se muda para a África do Sul, aceitando um convite de trabalho como advogado. No país, tem contato com o contexto de forte discriminação contra os indianos. Essa experiência desperta sua consciência social e o motiva a se engajar em diversas lutas e causas sociais. Gandhi passaria cerca de 20 anos na África do Sul, retornando à Índia em 1914.

Beira o escandaloso que nesta colônia agrícola da África do Sul, onde, em certos momentos, é possível pagar frutas com uma música, você encontre muito pouca fruta nos hotéis. A ausência das leguminosas também é gritante. Um cavalheiro me escreveu para perguntar se era possível comprar leguminosas em Durban; ele não havia conseguido adquiri-las em Charlestown e nos distritos vizinhos. As nozes só podem ser compradas na época do Natal. Tais são as circunstâncias presentes. Os amigos vegetarianos, portanto, não precisam se perguntar por que posso relatar pouquíssimo progresso perceptível como resultado de quase nove meses de publicidade e persuasão silenciosa. Tampouco são essas as únicas dificuldades no caminho da propaganda vegetariana. As pessoas aqui não pensam em quase nada além de ouro. A febre do ouro é tão contagiante nessas regiões que atingiu a todos, incluindo os mestres espirituais. Eles não encontram tempo para as maiores buscas da vida; eles não encontram tempo para pensar no além.

Cópias do *The Vegetarian* são fornecidas regularmente, todas as semanas, para a maioria das bibliotecas. Anúncios ocasionais são inseridos nos jornais. Toda oportunidade é aproveitada para introduzir o tema do vegetarianismo. Até agora isso deu origem a algumas correspondências e investigações simpáticas. Alguns livros também foram comprados. Muitos outros foram distribuídos. Correspondência e conversa não foram desprovidas de humor. Uma senhora, que se correspondia comigo sobre o cristianismo esotérico, ficou furiosa ao descobrir que o cristianismo esotérico tinha algo a ver com o vegetarianismo. Ela ficou tão enojada que devolveu os livros emprestados a ela sem lê-los. Um senhor achava vergonhoso que um homem atirasse ou abatesse um animal. "Ele não faria isso se sua vida dependesse disso." Mas ele não tinha remorso em comer a carne preparada para ele.

As possibilidades da África do Sul, e particularmente de Natal, do ponto de vista vegetariano, são numerosas demais para serem mencionadas, mas não há trabalhadores vegetarianos. O solo é tão fértil que quase tudo poderia ser cultivado. Vastas demarcações de terra aguardam apenas uma mão habilidosa para transformá-las em verdadeiras minas de ouro. Se alguns homens pudessem ser inspirados a desviar sua atenção do ouro de Joanesburgo para o método mais silencioso de ganhar dinheiro com o cultivo e se livrar de seu preconceito de cor, não há dúvida de que toda variedade de vegetais e frutas poderia ser cultivada em Natal. O clima da África do Sul é tal que os europeus, sozinhos, não conseguirão dar conta de trabalhar o solo tanto quanto seria possível. Eles conseguiram que os indianos os ajudassem, mas não os usaram devido ao preconceito de cor, que é muito forte na África do Sul. Mesmo em Natal, onde a prosperidade da colônia depende do trabalho indiano, o preconceito é muito forte. Eu tenho uma carta de um jardineiro que, embora tivesse a vontade de empregar a mão de obra indiana, foi incapaz de fazê-lo devido a esse preconceito. Os vegetarianos, portanto, têm espaço para o trabalho patriótico. A linha de casamento entre brancos britânicos e indianos está ficando maior a cada dia na África do Sul.

Os melhores estadistas ingleses e indianos são de opinião que a Grã-Bretanha e a Índia podem ser indissoluvelmente unidas pela corrente do amor. Os espiritualistas antecipam bons resultados de tal união. Os súditos britânicos brancos da África do Sul estão fazendo o máximo para retardar e, se possível, impedir tal união. Pode ser que alguns vegetarianos possam se apresentar para deter tal catástrofe.

Eu me arriscaria a fazer uma sugestão e depois fechar este resumo apressadamente escrito do trabalho em Natal. Se alguns homens abastados, conhecedores de literatura vegetariana, viajassem para diferentes partes do mundo, explorassem os recursos desses diferentes países, relatassem suas possibilidades do ponto de vista vegetariano e convidassem os vegetarianos a migrar para os países considerados adequados para propaganda vegetariana e, ao mesmo tempo, viáveis do ponto de vista pecuniário, muito trabalho poderia ser feito, aberturas poderiam ser encontradas para vegetarianos pobres, e verdadeiros centros de vegetarianismo poderiam ser estabelecidos em várias partes do mundo.

Mas para isso, o vegetarianismo deveria ser uma religião, e não meramente uma conveniência higiênica. Nosso programa deve tornar-se muito mais ambicioso.

(*The Vegetarian*, 21/12/1895)

— Carta para The Natal Mercury

Durban, 3 de fevereiro de 1896

Ao editor de *The Natal Mercury*[12]

Senhor,

Enquanto interessado em uma reforma alimentar, permita-me felicitá-lo pelo editorial da publicação de sábado de *The New Science of Healing* [A nova ciência da cura], que tanto enfatiza a importância da comida natural, ou seja, do vegetarianismo. Infelizmente, vivemos numa época caracterizada pela "autoindulgência", na qual "nada é mais comum do que ouvir homens apoiando fervorosamente uma teoria abstrata sem qualquer intenção de se submeter a ela na prática". Não fosse isso, todos seriam vegetarianos. De fato, por que deveria ser diferente? Sir Henry Thompson[13] chama de "erro vulgar" a ideia de que os alimentos de origem animal são indispensáveis para nosso sustento, e os fisiologistas mais eminentes declararam que a fruta é o alimento natural do homem. Ainda temos o exemplo de Buda, Pitágoras, Platão, Porfírio, Ray,[14] Daniel,[15] Wesley,[16] Howard,[17] Shelley, Sir Isaac Pitman,[18] Edison, Sir

12 Jornal diário de Durban, África do Sul.

13 Cirurgião e estudioso do século XIX.

14 O naturalista John Ray.

15 Profeta do Antigo Testamento e da Bíblia hebraica.

16 John Wesley, fundador da Igreja Metodista.

17 O escritor Ernest Howard Crosby.

18 Professor e inventor, Sir Isaac Pitman também foi vice-presidente da Vegetarian Society.

W. B. Richardson,[19] e tantos outros eminentes vegetarianos. Os vegetarianos cristãos afirmam que Jesus também era vegetariano, e não parece haver nada que se oponha a essa visão, exceto a referência a ele ter comido peixe assado após a ressurreição. Os missionários de maior sucesso na África do Sul (os chamados trapistas) são vegetarianos. Visto de todos os pontos de vista, o vegetarianismo demonstrou ser muito superior a uma dieta de origem animal. Os espiritualistas sustentam, e a prática dos professores religiosos de todas as religiões, exceto, talvez, dos professores protestantes, mostra que nada é mais prejudicial para as faculdades espirituais do homem do que o excesso de consumo de carne. Os vegetarianos mais fervorosos atribuem o agnosticismo, o materialismo e a indiferença religiosa da época atual a excessos de carne e vinho, e o consequente desaparecimento, parcial ou total, da faculdade espiritual no homem. Os admiradores vegetarianos da mente humana apontam para o conjunto dos homens mais intelectuais do mundo, que eram invariavelmente abstêmios em seus hábitos, especialmente no momento em que escreviam seus melhores trabalhos, para demonstrar a suficiência, se não a superioridade da dieta vegetariana do ponto de vista intelectual. As colunas das revistas e resenhas vegetarianas fornecem uma prova decisiva de que onde a carne bovina e seus preparos, sem a adição de químicos, lamentavelmente fracassaram, o vegetarianismo triunfou. Os vegetarianos musculosos demonstram a superioridade de sua dieta ao apontar que os camponeses do mundo são praticamente vegetarianos, e que o animal mais forte e útil, o cavalo, é vegetariano, enquanto o animal mais feroz e praticamente inútil, o leão, é um carnívoro.

19 Sir Benjamin Ward Richardson, médico britânico.

Os vegetarianos moralistas lamentam o fato de que homens egoístas – em busca de satisfazer seu apetite lascivo e doente – impõem a atividade do açougue a uma parte da humanidade, enquanto eles próprios se contorceriam de horror diante de tal chamado. Além disso, eles nos imploram de forma amorosa para mantermos em mente que, sem os estimulantes da carne e do vinho, já é difícil restringir nossas paixões e escapar das garras de Satanás, e não aumentarmos essas dificuldades recorrendo a carnes e bebidas que, via de regra, andam de mãos dadas. Afirma-se que o vegetarianismo, no qual os frutos suculentos têm um papel fundamental, é a cura mais segura e certa para a embriaguez, enquanto o consumo de carne induz ou aumenta o hábito. Eles também argumentam que, uma vez que comer carne não é apenas desnecessário, mas prejudicial ao sistema, sucumbir torna-se imoral e pecaminoso, porque envolve a imposição de dor desnecessária e a crueldade contra animais inofensivos.

Por último, os economistas vegetarianos, sem medo de contradições, afirmam que os alimentos vegetarianos são a dieta mais barata, e sua adoção geral ajudará a mitigar, se não suprimir completamente, o pauperismo que cresce a passos largos, lado a lado com a rápida marcha da civilização materialista e do acúmulo de riquezas imensas nas mãos de poucos.

Até onde lembro, o Dr. Louis Kuhne[20] apela à necessidade do vegetarianismo apenas por motivos fisiológicos, e não dá nenhuma pista para iniciantes, que sempre acham difícil selecionar os tipos certos a partir de uma variedade de alimentos vegetarianos e cozinhá-los adequadamente. Eu te-

20 Louis Kuhne (1835–1901) foi um médico alemão, vegetariano e praticante da naturopatia que ficou conhecido, à época, por seus métodos de desintoxicação através da hidroterapia.

nho uma seleção de livros de culinária vegetariana, além de tratados sobre o assunto que lidam com seus vários aspectos.

Os livros mais baratos são doados, e se algum dos seus leitores se sentirem dispostos, não apenas para admirar a nova ciência da cura à distância, mas para colocar seus princípios em prática, ficarei muito feliz em fornecer a eles os panfletos que possuo sobre o assunto, na medida em que se relaciona com o vegetarianismo. Eu proponho o seguinte para a consideração daqueles que acreditam na Bíblia.

Antes da "Queda", éramos vegetarianos: E Deus disse:

> "Eis que vos dou todas as plantas que nascem por toda a terra e produzem sementes, e todas as árvores que dão frutos com sementes: esse será o vosso alimento. E a todos os animais da terra, a todas as aves do céu e a tudo o que se arrasta sobre a terra em que há vida, tenho dado todas as ervas verdes como mantimento; e foi assim."

Pode haver alguma desculpa para o consumo da carne sem a conversão, mas para aqueles que dizem que são "nascidos de novo", alegam os cristãos vegetarianos, não pode haver nenhuma; porque seu estado certamente deveria ser igual, senão superior, ao do povo antes da "Queda". Mais uma vez, em tempos de Restituição:

> "E morará o lobo com o cordeiro, o leopardo com o cabrito se deitará, o bezerro e o filho de leão e o animal cevado andarão juntos e um menino pequeno os guiará... E o leão comerá palha como o boi... Não se fará mal nem dano algum em todo o monte da minha santidade, pois a terra se encherá do conhecimento do Senhor, como as águas cobrem o mar."

Estes tempos podem estar longe ainda para o mundo inteiro. Mas por que aqueles que sabem e podem – os cristãos – não poderiam decretá-los por si mesmos? Não pode haver mal algum em antecipá-los e, assim, sua abordagem pode ser consideravelmente acelerada.

Sou, etc.,
M. K. GANDHI

(M. Gandhi, *The Collected Works of Mahatma Gandhi*, Ahmedabad: The Publications Division, Ministry of Information and Broadcasting, Government of India, 1958)

— Carta para Jamnadas Gandhi

2 de Julho de 1913

CHI. JAMNADAS,[21]

Você me fez algumas perguntas sobre a mordida da serpente voltada para curas e citou as experiências de outras pessoas. O que eu digo sobre isso deve ser tratado não mais do que como minha inferência. Não é baseado na experiência. As situações com as quais você se deparou não merecem muita atenção. Pode haver algo por trás dos casos de agitação frenética da cabeça de um lado para o outro, mas na maioria das vezes são casos de fraude. Eu penso o mesmo sobre as curas de cobra [mordida] e escorpião [picada]. Possivelmente há algo neles, mas é melhor não investigar esses assuntos. Devemos nos preocupar apenas com atividades que tendem ao bem-estar espiritual. Todo o resto – até mesmo a saúde – é subordinado a isso. A certeza é que aquele que se esforçar ao máximo para desenvolver o Eu terá todo o resto.

Muitas pessoas colocam roupas de lã durante o ano inteiro. Embora seja verdade que são não condutores, seria melhor não usá-las no verão, pois de outro modo a pessoa pode ficar um pouco mole demais. Em vez de tentar manter o corpo a uma temperatura uniforme, devemos treiná-lo para suportar tanto o frio quanto o calor.

Deus existe e ao mesmo tempo, não existe. Não em um sentido literal. O *atman* [espírito individual] que alcançou *moksha* [libertação] é Deus e, portanto, onisciente. O verdadei-

21 Jamnadas foi um dos primos de Gandhi.

ro significado de *bhakti* é procurar o *atman*. Quando o *atman* se realiza, *bhakti* [o caminho da devoção] é transformado em *jnana* [conhecimento]. Narsimha [Mehta] e outros se dedicaram a essa devotada busca do *atman*. Krishna, Rama e outros eram encarnações divinas, mas nós também podemos ser como eles quando *punya* recai sobre nós. Os *atmans* prestes a alcançar *moksha* são encarnações divinas. Não precisamos acreditar em sua perfeição enquanto ainda estamos vivos.

É difícil dizer quem foi o maior entre Krishna, Rama, Buda, Jesus etc. Suas realizações diferiram, porque eles viveram em tempos diferentes e sob circunstâncias diferentes. Se considerarmos somente o caráter, possivelmente Buda foi o maior. Mas quem pode dizer? Eles foram descritos por seus devotos de acordo com suas próprias inclinações. Os Vaisnavas atribuem perfeição a Krishna. É necessário, claro. Caso contrário, a *bhakti* unida seria impossível. Os cristãos fazem o mesmo com Jesus. Na Índia, sendo Krishna a última [das encarnações], sua figura é investida de grandeza especial.

Aqueles que negam a existência de Deus acabarão no caminho errado, pois serão obrigados a negar a existência do *atman*. O avatar é, e sempre será, uma necessidade. É somente quando as pessoas estão em desespero absoluto ou vivendo em imoralidade generalizada que a crença no avatar vem a prevalecer. Poucos de moralidade normal procuram apoio dentre uma maioria perversa. Em uma situação desse tipo, um homem de grande força moral que não tem medo dos ímpios, mas dos quais os ímpios sentem medo, é visto como um avatar após sua morte, ou mesmo durante sua vida. Não é provável, na maioria dos casos, que tal pessoa se considere um avatar desde o início.

Comparar as religiões é desnecessário. É preciso ter uma compreensão madura da própria religião e depois estudar as outras. Para fins de comparação de uma maneira geral, o critério é compaixão [ensinado] como uma regra de vida. Quanto maior o escopo da compaixão em um estilo de vida, mais religião ela tem. "O caminho ético tem suas raízes na compaixão" – esse é o primeiro princípio a ser ensinado a todos; e o segundo, "Brahman é a realidade; o mundo fenomenal é irreal". Nenhum princípio único pode apelar a todos, mas parece que aquele que está em busca do *atman* terá o princípio certo de chegar aos seus lábios na hora certa. Distinções de castas são ao mesmo tempo necessárias e desnecessárias. Sua observância forçada é desnecessária [...] A ação de G. em encorajar o pária foi louvável.

De fato, existem tantos caminhos quanto seres humanos. Enquanto os homens diferirem [no temperamento], seus caminhos estão fadados a diferir. Aquele que vê a identidade de seu *atman* com os *atmans* dos outros também verá a unidade nas [diferentes] religiões. Quando o *atman* está livre da escravidão ao corpo, diz-se que ele atingiu *moksha*. A natureza desse estado não deve ser descrita. Só pode ser experimentada. Fantasmas etc. são uma ordem maligna de seres. Aqueles culpados de atos perversos nascem nessa ordem.

Examinei o livro sobre a cura de leite. Não me impressionou. Isso é devido, no entanto, ao meu estado de espírito atual. Mesmo que alguém pudesse provar que a carne tenha um efeito altamente benéfico no corpo, continuaria inaceitável. Tenho a mesma opinião sobre o leite. É apenas outra forma de carne e o homem não tem o direito de tomá-lo. Argumentar que porque um bebê suga o leite da mãe, o homem deveria tomar o leite de vaca é o limite da ignorância.

Bençãos de Mohandas

(*Mahatma Gandhiji-na Patro*, Dahyabhai Patel [ed.], Ahmedabad: Sevak Karyalaya, 1921)

— Carta para Maganlal Gandhi[22]

Bombaim, 10 de janeiro de 1919

Ultimamente, tenho pensado tanto sobre coisas de todos os tipos que muitas vezes sinto um forte desejo de compartilhar alguns dos meus pensamentos com vocês. Porém, graças à fraqueza física e ao torpor mental, não consigo escrever nem ditar. Hoje, no entanto, não posso deixar de ditar. Com as mudanças que estou fazendo atualmente, meu *atman* testemunha que não estou mostrando fraqueza. Estou agindo com a mente desapegada e usando a minha força com o principal objetivo de satisfazer todos vocês, além de outros amigos. Eu simplesmente não posso suportar olhar para o rosto de Ba.[23] Sua expressão me lembra a de uma vaca mansa e me dá a sensação de que, como é comum com as vacas, ela está tentando dizer alguma coisa de maneira silenciosa. Eu vejo também que há egoísmo neste sofrimento dela; mesmo assim, sua gentileza me domina e sinto-me inclinado a descansar de todas as maneiras possíveis. Há apenas quatro dias, ela estava se sentindo infeliz por causa do leite e, no impulso do momento, perguntou-me por que, já que eu não tomava leite de vaca, eu tomaria leite de cabra. E voltou para casa. Quando fiz o juramento, não estava pensando na cabra. Eu não sabia nada, na época, sobre o uso de leite de cabra e não era o sofrimento de uma cabra que ocupava tão vividamente meus pensamentos. Meu voto dizia respeito apenas ao leite de vaca. Eu também não estava pensando sobre a búfala. Mas tomar leite de búfa-

22 Mangalal foi um dos primos de Gandhi.

23 Apelido que Gandhi deu a Kasturba, sua esposa.

la mataria meu objetivo principal [em fazer o voto]. Era diferente com leite de cabra, e senti que poderia aliviar os amigos de grande parte de suas preocupações. Portanto, decidi tomar o leite de cabra.

Embora, de um certo ponto de vista, meu voto tenha perdido um pouco de seu valor, agora que sei tudo sobre o leite de cabra, posso afirmar que não é o caso. Seja como for, fico feliz que tudo esteja acabado, pois a agonia dos amigos aumentava[24] dia a dia e o Dr. Mehta continuava me bombardeando com telegramas.

Não há diferença entre o leite de vaca e o de cabra, se a cabra for bem cuidada. É até registrado que na Inglaterra o leite de cabra é mais rico que o da vaca. O leite de nossas cabras é considerado mais leve, mas isso é uma vantagem e não o contrário. Seja como for, eu fiz tudo que pude. Até deixei o médico injetar arsênico, estricnina e ferro. Se a minha saúde não voltar depois de tudo isso, certamente não poderemos dizer que isso acontecerá se eu desistir do voto restringindo-me ao uso de não mais do que cinco alimentos por dia.

Portanto, ninguém pode mais reclamar de coisa alguma. Teremos de ser pacientes e observar o efeito de todas essas mudanças. Embora eu tenha me permitido essa liberdade, minha consciência não deixa de me perguntar por um segundo: "Por que todo esse trabalho?", "O que você faria com a vida?", "O que é que você tanto se esforça para mudar?"

Quando penso na situação do Kaiser da Alemanha, sinto como se um grande Ser estivesse brincando conosco enquanto brincamos com búzios. Somos infinitamente menores, em relação ao globo em que nos movemos, do que as formigas que se movem em uma bola estão em relação àquela bola e, como

24 Em 1919, Gandhi foi acometido por doenças, como a disenteria.

elas, sempre ignorantes, avançamos e somos esmagados. Apesar desses pensamentos, não tenho nem mesmo um momento de dúvida sobre o nosso dever. Não podemos parar de evoluir e, portanto, tudo o que fazemos deve tender para *paramartha*.[25] O homem que agir dessa maneira poderá alcançar a paz mais perfeita. Até mesmo no Ashram, devemos agir assim. Faça o que você acha melhor em relação à sugestão que você recebeu sobre semear o sorgo e sobre a tecelagem. Conte-me o que você fez. E lembre-se que você pode contratar um servente para a cozinha, se você sentir a necessidade.

Bençãos de
BAPU

(*The Collected Works of Mahatma Gandhi*, op. cit.)

25 Termo em sânscrito que designa a consciência verdadeira, existência absoluta, a suprema realidade.

— Carta para Narahari Parikh[26]

Bombaim, 21 de janeiro de 1919

Bhaishri Narahari,[27]

São 12h30 da manhã agora. Eu operei as hemorroidas ontem. Quando já havia sofrido o suficiente, recebi morfina por injeção. Em consequência, me senti sonolento e adormeci. Dormi das duas da tarde em diante e acabei de acordar à meia-noite. Portanto, minha mente está calma e provavelmente não voltarei a dormir por algum tempo. Além disso, é a vez de Mahadev[28] me acompanhar e, por isso, me sinto inclinado a escrever para você, estou ditando essa carta.

Todos esperam que depois da operação eu fique livre das hemorroidas para sempre. Se isso acontecer, minha saúde provavelmente vai melhorar muito rápido. Terei de permanecer aqui por pelo menos um mês, e então, antes de ir a outro lugar, irei primeiro visitar o Ashram. Ninguém, eu imploro, deveria se preocupar com a minha saúde. Fiquei muito feliz em ler sua crítica[29] à liberdade que me permiti com relação ao leite. Se alguém sente que um amigo demonstrou fraque-

26 Narahari Parihk (1981–1957) foi um escritor, reformador social de Gujarat, na Índia, e ativista da independência.

27 Foi escritor, ativista pela independência da Índia e reformador social. Trabalhou ao lado de Gandhi e foi fortemente influenciado por ele.

28 Uma das principais deidades do hinduismo.

29 Que, na carta ao ativista Mahadev Desai, como citado em *Mahadevbhaini Dayari* (publicação de 19 diários de Mahadev Desai), era: "Estamos todos felizes que você tenha começado a tomar leite de cabra. Mas a força reside em abrir mão do voto imediatamente, em vez de criar novas construções sobre ele de maneira a violá-lo gradualmente." (N.O.)

za, por causa de uma doença ou por qualquer outro motivo, é seu dever chamar a atenção do amigo para a fraqueza que ele observou. O homem vive sob tamanha tentação, e a própria natureza tornou tão fácil para ele se entregar à autodecepção, que mesmo uma pessoa vigilante, se for fraca, ou se suas abstinências carecerem do genuíno espírito de renúncia, com certeza sucumbirá. Portanto, como eu disse acima, os amigos devem ficar de olho um no outro e eu desejo que todos vocês mantenham tal vigilância constantemente. É aí que reside a nossa elevação, sua e minha. Antes de fazer qualquer grande mudança, eu invariavelmente consulto Mahadev, de qualquer forma, mas sempre senti que, por causa de seu amor sem limites por mim, ele é incapaz de notar quaisquer falhas nos meus atos e que, quando o faz, ele as tolera. Portanto, não me beneficio plenamente de minhas consultas com ele. Se você tivesse feito suas observações em sua carta para mim, eu teria me sentido mais feliz. Tenho certeza, de qualquer forma, que quando os amigos colocam o argumento do outro lado, eu o compreendo muito bem, porque tenho uma visão inteiramente imparcial. É por isso que sinto que, sempre que não pensamos da mesma forma, todos devem expressar seu desacordo imediatamente. Isso não me incomodará muito; em vez disso, ficarei livre da posição infeliz de ter que ser meu próprio juiz.

Pessoalmente, sinto-me convencido de que consegui cumprir plenamente meus juramentos com o máximo rigor. Deliberei por vinte e quatro horas antes de começar a tomar leite de cabra; diria até que, sempre que me permiti alguma liberdade, sempre houve fortes razões para fazê-lo. Não estou nem um pouco ansioso para viver e, embora tenham transcorrido mais de cinco meses desde que adoeci, minha indiferença permanece. Quando fiz o juramento de não tomar leite, não pensei em nenhum outro leite além do da vaca ou da búfala. Eu tinha considerado o assunto com muito cuidado quando fiz o voto de me abster de leite. Estava dolorosamente ciente dos maus-tratos às vacas e búfalas e essa foi a razão para eu fazer o juramento. Qual é o meu dever nas circunstâncias atuais? Devo aceitar o seu significado natural do meu juramento ou aquele que surge de tanto procurar cabelo em ovo?

Parece-me que eu deveria me permitir tamanha liberdade quanto ela é coerente com uma construção liberal dos meus votos. Não admitirei que, pela liberdade que me permiti, esteja, de algum modo, violando meu voto, mesmo sob o ponto de vista mais estrito. A experiência médica [de uma dieta sem leite] que eu estava fazendo pode de fato receber um grande revés, mas um experimento na ciência médica não é assunto do espírito. O ideal de autocontrole e a intenção espiritual por trás da renúncia ao leite permaneceram inalterados. Com o passar dos dias, os amigos tornam-se mais insistentes. O Dr. Mehta continua enviando telegramas. Milhares de outros indianos estão extremamente agitados com a minha doença. Embora Ba nem sempre esteja chorando e lamentando meu estado, ainda assim sei que sua alma está atormentada. O que devo fazer em tais circunstâncias?

A questão só pode ter uma resposta. Sem me desviar minimamente do meu voto, devo adotar uma atitude liberal sempre que possível e me permitir alguma liberdade. Eu vou parar por aqui hoje. Existem muitos outros argumentos, mas apresentei apenas o principal para você. Se meu argumento não o satisfaz, e se você ainda vê fraqueza em minha ação, faça sua crítica. Se antes disso, você ainda consultar os outros, ficarei feliz de fato. Mesmo que suas críticas pareçam justas para mim, por enquanto continuarei tomando leite. Não hesite, portanto, por medo de eu desistir.

Estou muito feliz por você ensinar Manibehn com carinho. Se pudéssemos colocar todas as nossas mulheres na vanguarda, produziríamos grandes resultados.

(*Mahadevbhaini Diary*, Vol. 5., Ahmedabad: Navajivan Publishing House, 1953)

— Carta para Narahari Parikh

Bombaim, 27 de janeiro de 1919

Eu acompanhei a leitura de sua carta[30] para mim. Gosto muito da sua escrita franca. Estou respondendo, esperando que você escreva mais. Meu voto, em seu sentido mais amplo, só pode significar o que você entendeu. E assim, no dia em que resolvi tomar o leite de cabra, observei que o entusiasmo com que mantinha a promessa não mais existia. Não posso mais experimentar a dieta sem leite, nem posso me orgulhar de não tomar nenhum alimento de origem animal. Mesmo assim, depois de ler sua carta, não sinto que meu voto tenha sido violado. Parece-me que o seu significado restrito é aquele que eu lhe dei. Quando eu fiz o juramento, o leite de cabra não estava em minha mente. E eu chegaria a ponto de sustentar que o fato de grandes lacunas terem sido deixadas em ambos os meus votos é prova de sua absoluta sinceridade. Quanto ao voto de [me restringir a apenas] cinco alimentos [durante um único dia], ir a qualquer país estrangeiro, como se vê, me libertará dele; em relação ao voto relativo ao leite, a cabra provou ser uma mãe para mim. Há muitos exemplos em nossas escrituras de votos que foram mantidos, embora interpretados em um sentido restrito. Eu entendo melhor o significado dessas instâncias agora. É preferível que uma pessoa posicionada como eu mantenha seus votos em um sentido literal, de qualquer forma, em vez de violá-lo. Acredito que poderei me manter no leite de cabra.

30 Como citado em *Mahadevbhaini Diary*, ele escreve: "É certo que a liberdade que você tomou interpreta o voto no espírito mais liberal, mas no processo o voto é preservado apenas em sua carta. Se colocarmos o leite no mesmo nível da carne, o leite de cabra é igual ao leite de vaca." (N.O.)

No entanto, há aqueles que dizem, e haverá muito mais para dizer, que eu não recuperarei a força completa sem tomar leite de vaca. Certamente não irei, por esse motivo, tomar leite de vaca. Nem, mais uma vez, é provável que eu consiga leite de cabra em todos os lugares.

Assim, mesmo no cumprimento literal do voto, algum inconveniente sempre ocorrerá. No momento, entretanto, a questão que estou colocando diante de você e de mim não é de conveniência ou inconveniência. Temos apenas que considerar se meu voto pode suportar o significado restrito que estou dando a ele. Se puder, é meu dever nesta situação difícil aceitar tal significado, aliviar meus amigos e salvar meu corpo. Pessoalmente, sinto que enquanto a pessoa não vê nenhum erro ou pecado em seu voto, ela não está livre para violá-lo na conta de ninguém. Se uma vez for permitido que um voto seja quebrado, nenhum voto será mantido e eles perderão todo o seu significado. Mesmo assim, não vejo mal algum em fazer um juramento usando todos os seus sentidos e usar o fato em benefício próprio. Não é autoengano quando as pessoas se convencem de que mantiveram o *ekadashi*,[31] usando sal grosso no lugar do sal comum um certo dia. Sal comum é obviamente proibido; mas qualquer um que, achando impossível fazer sem o sabor que o sal confere à comida, substitui qualquer um dos outros sais disponíveis e mantém o *ekadashi* dessa maneira, ainda exerceu uma espécie de autocontrole. Um dia ele pode desistir até mesmo do sal grosso. Eu não alongarei esta resposta. Pense sobre o que eu disse e, se houver algo para escrever, faça quando tiver tempo.

31 Décimo primeiro dia lunar de cada uma das duas fases lunares que ocorrem em um mês civil hindu – o Shukla Pakṣa e o Kṛṣṇa Pakṣa. No hinduísmo e no jainismo, o Ekadashi é considerado um dia espiritual e, geralmente, nesse dia é observado jejum parcial.

Todos nós aprenderemos algo por essa troca de cartas e, se eu estiver cometendo um erro, saberei o que é.

(*Mahadevbhaini Diary*, op. cit.)

— Uma carta[32]

Suas perguntas são realmente muito boas, mas entre os leitores da *Young India* e *Navajivan* poucos estariam ansiosos por uma investigação casuística sobre essa questão. Portanto, contento-me em responder apenas para você.

1. A teoria de Sir Jagadish Chandra Bose[33] não é nova. Nossos Shastras reconhecem a presença da vida nas plantas como nos seres humanos. Certamente, portanto, a afirmação de que a vida vive da vida é estabelecida pelos fatos. E esta é a única razão pela qual o corpo é considerado como um apêndice do *atman* e sua ausência é essencial para o estado supremo do *atman*. Embora toda a vida deva ser incorporada através de algum tipo de violência, a questão sobre a forma de vida que a comida da vida deve incluir ainda permanece. A fisiologia humana, assim como a experiência dos sábios, mostra que o alimento certo para nós é o fruto amadurecido na árvore. O consumidor puro não usará nem fogo. Podemos não alcançar este estado ideal, mas é nosso dever lutar por isso, tanto quanto pudermos, e nesse nosso esforço comer carne não pode ter lugar. Alimentar-nos da vida das plantas deve ser o limite para nós.

2. Posso dizer, por experiência própria e pela dos outros, que não há absolutamente nenhum perigo de tuberculose e de

32 Em referência à discussão sobre leite em "Autobiography" (Pt. IV, cap. VIII), publicada em *Young India*, 7/7/1927, Vol. 39, nº 4 , jun–set, 1927. (N.O.)

33 Físico e especialista de fisiologia vegetal indiana, autor de obras pioneiras sobre as ondas eletromagnéticas e a reação das plantas a essas plantas.

outras doenças resultantes da dieta vegetariana, mesmo em países como a Inglaterra. Hoje, milhares de ingleses são vegetarianos, embora geralmente comam ovos.

3. Os restaurantes vegetarianos costumam usar ovo e leite; eles não servem nem cozinham carne. Colocam ovos e leite na mesma categoria e concordam que seria melhor desistir de ambos, pois nenhum é um vegetal. Esta é minha opinião também. Com exceção do leite materno durante a infância, o homem não tem o direito de tomar leite. Ainda direi algo sobre isso na *Young India*. Você vai encontrar esse tema no curso da autobiografia. Até agora, acreditava que todo ovo poderia ser incubado. Agora eu aprendo com especialistas que uma galinha põe ovos mesmo sem acasalamento e que esses ovos não podem ser incubados. Esses ovos não têm vida e, portanto, são tão incontestáveis quanto o leite. Agora estou querendo saber se os ovos não podem ter um lugar em uma dieta vegetariana, já que o leite pode ser incluído. O que eu sei, do ponto de vista dos *brahmacharya*, é que os ovos devem ser evitados, assim como muitos vegetais. Mas isso é uma digressão. Hoje eu estou considerando os ovos puramente do ponto de vista da dieta vegetariana. Parabenizo você por escrever em hindi.

Seu,
Mohandas.

(*The Collected Works of Mahamta Gandhi*, op. cit.)

— Carta para Rameshchandra

13 de dezembro de 1927

Bhai Rameshchandraji,

Guardei sua carta até agora, na esperança de respondê-la. Só hoje eu pude fazer isso.

Comer carne e comer vegetais envolvem violência, mas sem vegetais, o homem não pode sobreviver em lugar nenhum, enquanto sem carne ele normalmente pode sobreviver em qualquer lugar. Se a sensibilidade à dor difere entre as criaturas, a dor experimentada por uma vaca nos espasmos da morte não pode ser experimentada pelas plantas. Para todos os seres vivos, a violência de alguma forma é inevitável. O devoto da não violência cometerá o mínimo de violência. As outras religiões não recomendam a carnificina; elas simplesmente não a proíbem. É bom conhecer o costume das outras religiões ou mesmo do *dharma* hindu, mas se nossa razão considera o vegetarianismo superior do ponto de vista moral, devemos aceitá-lo. O devoto da não violência se restringirá progressivamente, mesmo no uso de vegetais. É difícil, não impossível, permanecer vegetariano em lugares como a Groenlândia. Mesmo que fosse impossível, isso não pode estabelecer a necessidade de comer carne em todos os lugares. Embora nossos atos raramente irrepreensíveis, nos abstivemos de muito com base no mérito comparativo. A abstinência está constantemente aumentando na vida de um homem em busca de *moksha*, e é essencial a ela.

Ovos e leite são diferentes. Ovos não são essenciais. O leite também não é essencial para milhares de pessoas. Eu comi ovos na Inglaterra sob uma ilusão, assim como comi carne na Índia. Mas ao recobrar os sentidos, os deixei e, mesmo na companhia de amigos vegetarianos, aceitei apenas os pratos que não continham ovos. Cheguei agora a saber que galinhas põem um grande número de ovos não fertilizados. Isso pode ser sistematicamente controlado e é possível comer apenas ovos não fertilizados. Mas isso não pode fazer dos ovos um item da nossa comida.

A não violência é um *dharma* abrangente. A violência não consiste apenas em tirar a vida do corpo. Abandonar o *brahmacharya* também é violência aos meus olhos. É bem sabido que um *brahmachari* deve se abster de carne, ovos e leite também.

Brahmacharya é mais facilmente atingível apenas com dieta vegetal. Em conclusão, embora a questão da dieta seja muito importante para um homem religioso, ainda assim não é o fim da religião ou da não violência; nem é o fator mais vital. A prática da religião e da não violência tem mais a ver com o coração. Aquele que não sente a necessidade de se abster de carne para purificação interior não precisa se abster dela.

Do seu,
Mohandas

(*The Collected Works of Mahatma Gandhi*, op. cit.)

— Laticínios

(1932)

O ideal do Ashram é viver sem leite, pois afirma-se que o leite de animais, assim como a carne, não é alimento para a humanidade. Por um ano ou mais, não foi usado leite ou ghee no Ashram, mas como a saúde das crianças e também dos adultos sofreu sob esse regime, primeiro ghee e depois o leite tiveram que ser adicionados à dieta. E quando isso foi feito, ficou claro que devemos manter o gado no Ashram.

O Ashram acredita em *goraksha* [proteção à vaca] como um dever religioso. Mas a palavra *goraksha* tem sabores de orgulho. O homem é incompetente para "proteger" os animais, sendo ele próprio necessitado de proteção contra Deus, que é o Protetor de toda a vida. A palavra *goraksha* foi substituída por *goseva* [servir à vaca]. Mas como a experiência de viver sem leite ou ghee e assim servir a vaca sem quaisquer considerações egoístas não teve sucesso, o gado foi mantido no Ashram. Tínhamos búfalas e vacas e novilhos a princípio, pois ainda não tínhamos percebido que era nosso dever manter as vacas e os bois apenas com a exclusão do búfalo. Mas ficou claro, dia após dia, que o ato de servir às vacas, por si só, representava atualmente a servidão a toda a vida sub-humana. É o primeiro passo além do qual não temos os recursos para ir por enquanto. Mais uma vez, o abate de vacas é muitas vezes a causa da tensão hindu-muçulmana. O Ashram acredita que não é dever de um hindu, e que ele não tem o direito de pegar uma vaca muçulmana à força. Não há servidão ou proteção da vaca na tentativa de salvá-la à força; por outro lado, isso só agiliza o abate. Os hindus podem salvar a vaca e sua progenitura apenas fazendo o seu dever para com ela e, assim, fazendo de seu abate um ato caro que ninguém pode se dar ao luxo de praticar. A sociedade hindu não cumpre esse dever no presente. A vaca sofre de negligência. A búfala dá mais leite, um leite mais rico do que o da vaca, e manter uma búfala custa menos do que manter uma vaca. Novamente, se a búfala tiver um bezerro, as pessoas não se importam com o que é feito dele, porque a "proteção" ou "servidão" dos búfalos não é um dever religioso para eles. Assim, a sociedade hindu tem sido míope, covarde, ignorante e egoísta o suficiente para negligenciar a vaca e instalar a búfala em seu lugar, ferindo ambas no processo. O interesse da búfala reside em sua liberdade, não em mantê-la viva. Mantê-la significa torturar seu filhote até a morte. Este não é o caso em todas as províncias, mas onde o búfalo é inútil para fins agrícolas, como em Gujarat, por exemplo, está condenado a uma morte prematura. Por conta dessas considerações, os búfalos foram eliminados e o Ashram agora insiste em manter apenas vacas e bois.

A melhoria da espécie, o ato de aumentar a quantidade e enriquecer a qualidade do leite através de vários alimentos, a arte de preservar o leite e extrair manteiga dele mais facilmente, métodos menos dolorosos de castrar os bezerros – todas essas coisas acontecem. Isso ainda está em um estágio experimental, mas o Ashram acredita que a vaca pagará por sua manutenção se ela for bem tratada e se todos os seus produtos forem totalmente utilizados. Muitos talvez não estejam cientes de que um homem não pode simplesmente se dar ao luxo de manter uma vaca, e o abate é inevitável enquanto for esse o caso. A humanidade não é tão benevolente ao ponto de morrer para salvar a vaca ou permitir que viva como parasita. A população bovina atualmente é tão grande que, se for bem alimentada, faltará comida para a população humana.

Devemos, portanto, provar que a vaca, se bem conservada, é capaz de produzir mais. Se esta tese for provada, a sociedade hindu certamente irá descartar algumas superstições disfarçadas de religião. Os hindus não utilizam os ossos etc. de vacas mortas; eles não se importam com o que acontece com o gado quando estão mortos. Em vez de considerar a ocupação de um curtidor como sagrado, eles acham que é impuro. O gado macilento é exportado e abatido na Austrália, onde seus ossos são convertidos em esterco, sua carne em extrato de carne e suas peles em botas e sapatos. O extrato de carne, o estrume e os sapatos são então reexportados para a Índia e usados sem nenhum remorso.

Essa estupidez contribui para a destruição da vaca e coloca o país em enormes prejuízos econômicos. Isso não é religião, mas a própria negação disso. O curtimento, portanto, foi introduzido no Ashram. Nenhum de nós ainda é um curtidor experiente. Nenhum curtidor de fora que mantivesse as regras do Ashram estava disponível. Mas ainda assim o curtimento é parte integrante da indústria Ashram e temos toda a esperança de que ele seja desenvolvido e propagado. A vaca deixará de ser um fardo para o país somente se o gado morto for totalmente utilizado. Mesmo assim, não haverá lucros. A religião nunca se opõe à economia, mas sempre aos lucros. Se a vaca tiver de pagar pelo seu sustento, não se deve permitir que o gado morto seja desperdiçado ou aumente os lucros dos curtumes em larga escala. Isso não pode ser feito pela força. Mas a sociedade hindu deve proteger a vaca, tratá-la e aos seus progenitores enquanto eles estiverem vivos, apreciá-los na velhice e utilizar plenamente as suas carcaças quando estiverem mortos. Somente assim a vaca pode ser salva e, ao salvá-la, talvez aprendamos a salvar o restante da criação subumana. Graças à nossa ignorância, preguiça e ódio, a vaca hoje está se precipitando para sua destruição. Quanto aos outros bovinos, quanto menos for dito sobre eles, melhor.

O Ashram sugere que todos os *goshalas* e *pinjrapoles* devem ser organizados de forma religiosa e científica. Os ricos devem ter seus próprios *goshalas* e insistir em usar apenas leite de vaca e ghee. O comércio de leite de vaca deve ser encarado como um pecado, e os ricos devem gerenciar os *goshalas* públicos, a fim de equilibrar o orçamento. Nesse caso, a vaca logo seria salva.

O Ashram atualmente tem um objetivo limitado: realizar um modelo de *goshala*, criar boas vacas e bois, usar suas carcaças completamente quando estiverem mortos, de modo a mostrar que a criação de vacas é uma proposta econômica, para treinar trabalhadores e providenciar o seu emprego após a conclusão da sua formação. Esse trabalho está acontecendo no momento. Existem muitas dificuldades, mas estamos totalmente confiantes no sucesso.

(Parte do texto "History of the Ashram Satyagraha", 1932)

— Uma carta

11 de outubro de 1932

Obrigado por sua carta. Concordo com você que o leite de vacas e búfalas deve ser evitado pelas razões dadas por você. Eu não tomo este leite. Mas tomo leite de cabra, embora eu considere isso muito questionável em termos mais gerais. Tenho tentado encontrar um substituto efetivo para isso, mas até agora falhei. Eu não quebrei meu jejum com mel, mas com suco de laranja. Mas eu tomo mel e não considero ofensivo. Se o mel for obtido de maneira científica, não é necessário destruir uma abelha ou morrer de fome. Mas confesso a você que nem sempre consigo um mel tão inocente.

(*Mahadevbhaini Diary*, op. cit., Vol. 2)

— Carta para Narayan Kulkarni

20 de outubro de 1932

Bhai Narayan Kulkarni,

Recebi sua carta. Lamento minha incapacidade de escrever em Marathi. Espero que você não encontre dificuldades em seguir meu hindi. Vários amigos *vaidya* me informaram há três ou quatro anos que o mel não deveria ser tomado em água morna. Meus outros amigos, médicos alopatas, não fazem objeções a isso, mas eu não me deixo influenciar por sua opinião, pois eles não fizeram um estudo minucioso dos efeitos de cada alimento. Em seu sistema,[34] eles não observam muita distinção entre o que pode ser comido e o que é evitado. No entanto, estou escrevendo sobre minha experiência pessoal. Não encontrei nenhum mal, mas, sim, me beneficiei tomando mel com água morna. Comecei a tomar mel a conselho de um médico, pelos motivos seguintes: devido à falta de carboidratos no meu organismo, o açúcar era necessário. O melhor açúcar em sua opinião é obtido do mel. Tomo mel desde então e ele nunca se opôs a que eu o tomasse em água morna. Minha queixa contra nossos *vaidyas* é que eles se apegam ao que é exposto nos textos antigos, mesmo que seja contrário à experiência, uma vez que os consideram a última palavra. Tenho certeza de que no sistema ayurvédico há necessidade de mais pesquisas. Ele deve ser revisado à luz da experiência. O mel perde sua propriedade sendo jogado na água quente? Você fez uma análise química do mel? Obesidade e magreza

34 A carta está danificada neste trecho.

são termos relativos. Para que tipo de magreza o mel quente é indesejável e por quê? Para concluir, você provou por experiência o que você escreve? *Vaidyas* não seguem esse método, mas estão contentes em citar *shlokas* dos textos antigos. Peço-lhe que renuncie a essa atitude irracional e teste por julgamento o que quer que esteja escrito nas obras antigas.

Mohandas Gandhi

(*The Collected Works of Mahatma Gandhi*, op. cit.)

— Carta para David

23 de outubro de 1932

Muito obrigado pela sua carta elaboradamente detalhada. Você quase me converteu. Eu sabia o pecado que era (para mim) tomar mel silvestre. Mas estupidamente e preguiçosamente continuei a tomá-lo. Sua descrição gráfica da maneira pela qual o mel silvestre é preparado quase me levou a abjurá-lo. Então farei o que você quiser que eu faça quando – e se um dia – eu sair de Yeravda. Mas certamente deve haver lugares na Índia onde mel inocente é preparado. E quanto ao mel do Himalaia que vemos no mercado?

Foi bom você ter enviado as diferentes variedades de mel. O pacote ainda não chegou. Eu sei que todos nós vamos comê-lo com prazer e sem qualquer sentimento de culpa. Você armazena esses méis ou trouxe especialmente os espécimes enviados por você? Saudações de todos nós,

Sinceramente seu,
M. K. GANDHI

PS. Devo entender por sua carta que é possível extrair mel por meios científicos de favos silvestres sem ferir o pente ou as abelhas? Caso não seja, o mel silvestre fica além do alcance humano, a menos que destruam o pente e as abelhas?

(*Mahadevbhaini Diary*, op. cit., Vol. 2)

— Carta para Nathubhai

9 de fevereiro de 1937

Bhai Nathubhai,

Recebi suas duas cartas. Respondi[35] à primeira pergunta em Harijanbandhu. Por favor leia. Muito poucas pessoas estariam interessadas nas outras perguntas, e por isso estou respondendo a elas aqui.

Os vegetarianos podem ter animais que comem carne, mas eles não devem procurar carne para eles, por exemplo, o gato e o cachorro. Ambos são carnívoros, mas nós não conseguimos carne para eles. Conheço a crença jainista.[36] Eu conhecia as ideias de Raichandbhai,[37] mas estou convencido de que elas não são consistentes com a ética de *ahimsa*. Do ponto de vista de *ahimsa*, as coisas cruas devem ser consideradas suficientes para as necessidades do corpo. Secar, conservar e cozinhar são formas de possessividade violenta

35 Vide "My Notes", subtítulo "Wrong Thinking". (N.O.)

36 Religião indiana criada no século VI a.C. que rompe com a tradição védica e o hinduísmo, fundamentada na ideia da rejeição à violência (*ahimsa*).

37 Shrimad Rajchandra (1867–1901) foi um poeta jainista, místico e filósofo, conhecido por ter sido um guia espiritual de Gandhi, a quem conheceu em Mumbai em 1891. Mantiveram uma extensa comunicação por cartas, e Gandhi escreveu sobre ele em sua autobiografia *The Story of My Experiments with Truth*. Raichandbhai, como era conhecido, orientou Gandhi a ser paciente e a estudar o Hinduísmo a fundo. Seus ensinamentos influenciaram diretamente a fiolosofia da não violência de Gandhi.

e devem, portanto, ser evitadas. Eu não vejo nenhum significado na distinção que é feita entre tubérculos e outros vegetais. Na literatura jainista, *ahimsa* foi confinado apenas a uma discussão sobre o que deve ser comido e o que não deve ser comido. Isso, na minha opinião, é uma paródia de *ahimsa*. Eu tenho visto não vegetarianos que são as próprias imagens da compaixão e, portanto, eu os considero devotos de *ahimsa* apesar de não serem vegetarianos. Também conheci pessoas que, embora evitem verduras etc., satisfazem seu paladar de todas as formas e são cheias de crueldade. Eu acredito que eles são uma desgraça para o *dharma*. Também acredito que se Raichandbhai não tivesse morrido prematuramente, ele teria endossado totalmente o que estou dizendo agora. Dizer que um jejum é quebrado limpando os dentes ou tomando banho é, na minha opinião, pura ignorância. Aqueles que são completamente livres de paixões e estão vivendo em florestas desabitadas, sem roupas e comendo apenas frutas etc., protegidos pelas árvores, que meditam sobre Deus e vagam por aí, para eles pode não importar se eles não limparem o dentes ou tomarem banho porque as folhas das árvores de nim[38] são tanto a comida como os meios de limpar os dentes. Os raios da terra e do sol são o seu banho. Seria pura ignorância aplicar isso, durante um jejum, a pessoas cheias de emoções malignas, com todos os tipos de posses e cujos poros emitem mau cheiro.

Assim como na coalhada, há inúmeras bactérias no leite, um número muito maior delas do que em plantas, tubérculos etc. Fazer uma distinção entre os vegetais que podem ser comidos e os que devem ser evitados, e ao mesmo tempo con-

38 Planta da espécie *Azadirachta indica* A. Juss, conhecida também como: neen, margosa, nime, lila índio, dentre outros nomes.

sumir leite etc., livremente, é como roubar uma bigorna e devolver uma agulha em esmolas.

Bençãos de
BAPU

(*The Collected Works of Mahatma Gandhi*, op. cit.)

— Comida

(1942)

Embora seja verdade que o homem não pode viver sem ar e água, o que nutre o corpo é a comida. Daí o ditado, comida é vida. A comida pode ser dividida em três categorias: vegetariana, carnívora e mista. A categoria de carnes inclui aves e peixes. O leite é um produto animal e não pode de modo algum ser incluído em uma dieta estritamente vegetariana. Ele serve o propósito de carne em grande medida. Na linguagem médica, o leite é classificado como alimento de origem animal. Um leigo não considera o leite como alimento de origem animal. Por outro lado, os ovos são considerados pelos leigos como sendo carne. Na realidade, eles não o são. Hoje em dia, ovos estéreis também são produzidos. A galinha não pode ver o galo e ainda põe ovos. Um ovo estéril nunca se desenvolve em uma galinha. Portanto, aquele que pode tomar leite não deve se opor a tomar óvulos estéreis.

A opinião médica é geralmente a favor de uma dieta mista, embora haja uma crescente escola que é fortemente da opinião que as evidências anatômicas e fisiológicas estão a favor do homem ser vegetariano. Seus dentes, seu estômago, intestinos etc. parecem provar que a natureza pretendia que o homem fosse vegetariano. A dieta vegetariana, além de grãos, leguminosas, raízes comestíveis, tubérculos e folhas, inclui frutas frescas e secas. Frutas secas incluem nozes como amêndoas, pistache, nozes etc.

Eu sempre fui a favor da dieta vegetariana estrita. Porém, a experiência ensinou-me que, a fim de manter perfeitamente a forma, a dieta vegetariana deve incluir leite e produtos lácteos, como requeijão, manteiga, ghee etc. Este é um desvio significativo da minha ideia original. Eu excluí o leite da minha dieta por seis anos. Naquela época, não me senti mal por causa da restrição. Mas no ano de 1917, como resultado da minha própria ignorância, tive uma grave disenteria. Fui reduzido a um esqueleto, mas teimosamente me recusei a tomar qualquer remédio e com igual teimosia me recusei a tomar leite ou leitelho.[39] Mas eu não conseguia fortalecer meu corpo e ganhar força suficiente para sair da cama. Eu tinha feito um voto de não tomar leite. Um amigo médico sugeriu que, no momento de fazer uma promessa, eu poderia ter em mente apenas o leite da vaca e da búfala; por que o voto me impediria de tomar leite de cabra? Minha esposa o apoiou e eu cedi. Falando sinceramente, para quem desistiu do leite, mesmo que no momento do voto tivesse apenas a vaca e o búfalo em mente, o leite deveria ser um tabu. Todos os leites de animais têm praticamente a mesma composição, embora a proporção dos componentes varie em cada caso. Assim, pode-se dizer que mantive o voto ao pé da letra, mas não o seu espírito. Seja como for, o leite de cabra foi produzido imediatamente e eu bebi. Pareceu me trazer uma nova vida. Eu me reergui rapidamente e logo fui capaz de sair da cama. Por conta disso e de várias experiências semelhantes, fui forçado a admitir a necessidade de acrescentar leite à minha dieta vegetariana estrita. Mas estou convencido de que, no vasto reino vegetal, deve haver algum tipo de alimento que, embora suprindo as substâncias necessárias que derivamos do leite e da carne, esteja livre de suas desvantagens, éticas e outras.

Na minha opinião, há desvantagens definitivas em consumir leite ou carne. Para obter a carne, temos que matar. E certamente não temos direito a nenhum outro leite, exceto o leite materno em nossa infância. Além da desvantagem moral,

39 Líquido seroso, pobre em gorduras, residual da batedura da nata na fabricação da manteiga.

existem outras, puramente do ponto de vista da saúde. Tanto o leite quanto a carne trazem consigo os defeitos do animal de que são derivados. O gado domesticado quase nunca é perfeitamente saudável. Assim como o homem, o gado sofre de inúmeras doenças. Várias delas são negligenciadas mesmo quando o gado é submetido a exames médicos periódicos. Além disso, o exame médico de todo o gado na Índia parece ser um feito impossível, pelo menos no presente. Estou dirigindo uma leiteria no Sevagram Ashram. Posso facilmente obter ajuda de amigos médicos. No entanto, não posso dizer com certeza que todo o gado da Sevagram Dairy seja saudável. Pelo contrário, uma vaca que foi considerada saudável por todos estava sofrendo de tuberculose. Antes que esse diagnóstico fosse feito, o leite daquela vaca havia sido usado regularmente no Ashram.

O Ashram também usa leite dos agricultores da vizinhança. Seu gado não foi medicamente examinado. É difícil determinar se um determinado espécime de leite é seguro para consumo ou não. Temos que nos contentar com a segurança que a fervura do leite nos assegura. Se o Ashram não pode ostentar um exame médico infalível do seu rebanho nem ter certeza da segurança de seus produtos lácteos, a situação em outros lugares provavelmente não será muito melhor. O que se aplica ao gado leiteiro aplica-se ainda mais aos animais abatidos para carne. Como regra geral, o homem depende apenas da sorte para escapar de tais riscos. Ele não parece se preocupar muito com sua saúde. Ele se considera bastante seguro em sua fortaleza médica construída por doutores, *vaids* e *hakims*. Sua principal preocupação e interesse é como obter riquezas na sociedade. Essa preocupação obscurece todo o resto. Portanto, a não ser que algum cientista altruísta descubra, como resultado de um trabalho de pesquisa paciente, um substituto de vegetais para o leite e a carne, o homem continuará consumindo carne e leite.

Agora vamos considerar a dieta mista. O homem necessita de alimentos que possam fornecer substâncias de construção de tecidos para proporcionar o crescimento e o desgaste diário do corpo. Ele também deve conter algo que possa fornecer energia, gordura, certos sais, além de fibras para ajudar a excreção de resíduos. Substâncias de construção de tecidos são conhecidas como proteínas. Elas são obtidas através do leite, da carne, de ovos, legumes e nozes. A proteína contida no leite e na carne – em outras palavras, a proteína animal –, por ser mais facilmente digerível e assimilável, é muito mais valiosa do que as proteínas vegetais. O leite é superior à carne. Os médicos nos dizem que nos casos em que a carne não pode ser digerida, o leite é digerido com bastante facilidade. Para os vegetarianos, o leite é a única fonte de proteínas animais, é um artigo importante da dieta. As proteínas dos ovos crus são consideradas as mais facilmente digeríveis dentre todas as proteínas. Mas não é todo mundo que pode se dar ao luxo de beber leite. E o leite não está disponível em todo lugar. Gostaria de mencionar aqui um fato muito importante no que diz respeito ao leite.

Ao contrário do que se acredita, o leite desnatado é um artigo muito valioso da dieta. Há momentos em que ele se mostra ainda mais útil que o leite integral. A principal função do leite é fornecer proteínas animais para a construção e a reparação de tecidos. Embora o processo de desnatação remova parcialmente as gorduras, ele não afeta em nada as proteínas. Além disso, os instrumentos disponíveis não removem toda a gordura do leite. Tampouco existe qualquer probabilidade de tal instrumento ser construído.

(Excerto de *Key to Health*, Ahmedabad: Navajivan Publishing House, 1948)

— Valores alimentares

— Cereais

O corpo requer outras coisas além do leite integral ou desnatado. Eu coloco em segundo lugar os cereais: trigo, arroz, sorgo, painço etc. Eles são usados como dieta básica. Diferentes cereais são usados como base da alimentação em diferentes províncias da Índia. Em muitos lugares, mais do que um tipo de cereal é comido ao mesmo tempo, por exemplo, pequenas quantidades de trigo, painço e arroz são muitas vezes servidas juntas. Essa mistura não é necessária para a nutrição do corpo. Isso faz com que seja difícil regular a quantidade de consumo de comida, e coloca uma dificuldade extra para a digestão. Como todas essas variedades fornecem principalmente amido, é melhor consumir apenas uma de cada vez. Trigo pode ser descrito como o rei dos cereais. Se olharmos o mapa-múndi, descobrimos que o trigo ocupa o primeiro lugar. Do ponto de vista da saúde, se conseguimos trigo, o arroz e outros cereais tornam-se desnecessários. Se não há trigo, e sorgo etc. não puderem ser levados em consideração por dificuldade de digestão ou por aversão, então deve-se recorrer ao arroz.

Os cereais devem ser devidamente limpos, moídos em uma pedra de moagem, e a farinha resultante disso, usada como tal. Peneirar a farinha deve ser evitado. É provável que se remova o pericárpio [camada externa de proteção], que é uma rica fonte de sais e vitaminas, que são mais valiosos do ponto de vista nutricional. O pericárpio também provê fibras, que ajudam na ação do intestino. O grão de arroz, por ser muito delicado, recebeu da natureza uma cobertura externa, ou epicarpo. Esta parte não é comestível. Para removê-la, o arroz precisa ser descascado, ação que também ajuda a polir o grão. Mas as máquinas de descascar arroz não removem apenas essa pele externa, que ajuda a sua preservação. Por ser muito doce, o pericárpio, caso não seja removido, faz com que o arroz seja facilmente atacado por certos organismos. O arroz polido e o trigo sem pericárpios nos fornecem amido quase puro, mas partes importantes dos cereais são perdidas com a remoção do pericárpio. O pericárpio do arroz é vendido como arroz polido e, assim como o pericárpio do trigo, pode ser cozido e comido puro. Ambos também podem se tornar pães chapati ou bolos. É possível que o arroz chapati seja mais facilmente digerido do que o arroz integral e, dessa forma, uma quantidade menor pode resultar em satisfação plena. Temos o hábito de molhar cada fatia de chapati em molho de vegetais ou dal antes de comer. O resultado disso é que a maioria das pessoas engole a comida sem mastigar propriamente. A mastigação é uma etapa importante do processo de digestão, especialmente do amido. A digestão do amido começa quando ele entra em contato com a saliva na boca. A mastigação deve acontecer com a comida em estado relativamente seco, resultando em maior fluxo de saliva e também em uma mastigação completa.

— Leguminosas

Depois dos amidos fornecidos pelos cereais, vem a proteína fornecida pelas leguminosas, como feijões, lentilhas etc. Quase todas as pessoas parecem pensar que leguminosas são uma parte essencial da dieta. Mesmo pessoas carnívoras comem leguminosas. É fácil entender que aqueles que fazem trabalhos manuais pesados e não têm dinheiro o suficiente para comprar leite, não podem ficar sem leguminosas. Mas posso dizer, sem qualquer hesitação, que aqueles que têm ocupações sedentárias, tais como balconistas, empresários, advogados, médicos, professores, e aqueles que não são pobres demais para comprar leite, não precisam de leguminosas. Leguminosas são geralmente consideradas difíceis de digerir e devem ser comidas em quantidades bem menores do que cereais. Das variedades de leguminosas, ervilhas, grão-de-bico e feijão branco são considerados as mais difíceis de digerir, e as lentilhas, as menos difíceis.

— Vegetais

Frutas e vegetais vêm em terceiro lugar na nossa lista. Seria de esperar que eles fossem baratos e facilmente disponíveis na Índia. Mas não é assim. Geralmente, são considerados iguarias destinadas ao povo da cidade. Nos povoados, vegetais frescos são uma raridade, e na maioria dos lugares as frutas tampouco estão disponíveis. Essa escassez de frutas e verduras é uma vergonha para a administração da Índia, os moradores podem cultivar muitos vegetais verdes, se assim desejarem. A questão da fruta pode ser resolvida de maneira fácil. A legislação fundiária é ruim para os camponeses. Mas estou fugindo do assunto. Entre os vegetais frescos, há uma quantidade justa de batatas, batatas doces etc., que fornecem principalmente amido. Eles devem ser colocados na mesma categoria que os cereais fornecedores de amido.

É aconselhável uma porção justa de legumes frescos comuns. Certas variedades como pepino, tomate, mostarda e agrião, e outras folhas tenras, não precisam ser cozidas. Eles devem ser lavados adequadamente e comidos crus em pequenas quantidades.

— Frutas

Nossa dieta diária deve incluir as frutas disponíveis da estação, por exemplo mangas, jambu, goiabas, uvas, papaias, limas, limões, laranjas etc. devem ser usados em sua estação. A melhor hora para consumir frutas é de manhã cedo. Um café da manhã com frutas e leite deve dar satisfação plena. Quem almoça cedo pode tomar apenas café da manhã com frutas.

— Ghee e óleo

Uma certa quantidade de gordura é também necessária. Esta pode ser consumida em forma de ghee ou óleo. Se for possível consumir ghee, o óleo se torna desnecessário, já que é difícil de digerir e não é tão nutriente quanto o ghee puro. Aproximadamente 40g de ghee por pessoa por dia deve ser o suficiente para suprir as necessidades do corpo. O leite integral também é uma fonte de ghee. Aqueles que não puderem comprá-lo, devem consumir óleo para suprir a necessidade de gordura. Entre os óleos, óleo de oliva, óleo de amendoim e óleo de coco devem ser priorizados. O óleo deve ser fresco. Se estiver disponível, é melhor usar o óleo prensado a mão. O óleo e o ghee vendidos nos mercados são geralmente inúteis – o que é uma questão de grande tristeza e vergonha. Mas, enquanto a honestidade não se tornar parte integrante da moral dos negócios, seja através de legislação ou através da educação, as pessoas terão quc adquirir o artigo puro, com paciência e diligência. Nunca se deve ficar satisfeito em aceitar o que se consegue, independentemente de sua qualidade. É muito melhor ficar sem ghee e óleo do que comer óleo rançoso e ghee adulterado.

Assim como no caso das gorduras, também é necessária uma certa quantidade de açúcar. Embora frutas doces forneçam bastante açúcar, não há mal nenhum em consumir uma a uma onça[40]e meia de açúcar, marrom ou branco, durante o dia. Se não se pode obter frutas doces, o açúcar pode se tornar uma necessidade. Mas o destaque indevido dado às coisas doces hoje em dia está errado. O povo da cidade come muitas coisas doces. Pudins de leite, doces de leite e doces de outros tipos são consumidos em grandes quantidades. Todos são desnecessários e prejudiciais, exceto quando ingeridos em quantidades muito pequenas. Pode-se dizer, sem exagero, que comer doces e outras iguarias, em um país onde milhões nem sequer recebem uma refeição completa comum, é equivalente a um assalto. O que se aplica aos doces, aplica-se igualmente ao ghee e ao óleo. Não há necessidade de comer alimentos fritos em ghee ou óleo. Usar o ghee para fazer purês e laddus é uma extravagância. Aqueles que não estão acostumados a esse tipo de comida não podem comer essas coisas. Por exemplo, os ingleses em sua primeira vinda ao nosso país não podem comer nossos doces e alimentos fritos. Aqueles que os comem, muitas vezes vi adoecer. O gosto é adquirido, não nasce conosco. Todas as iguarias do mundo não podem igualar o prazer que a fome dá à comida. Um homem faminto comerá um pedaço de pão seco com o maior prazer, enquanto quem não estiver com fome recusará o melhor dos doces.

40 Onça é uma unidade de medida de volume muito utilizada nos países anglo-saxões e apresentada com a abreviação oz (da antiga palavra italiana *onza*). Uma onça equivale a cerca de 28 gramas.

Vamos, agora, considerar a quantidade que devemos comer. Os alimentos devem ser tomados como uma questão de dever, mesmo como um medicamento para sustentar o corpo, nunca para a satisfação do paladar. Assim, o prazer vem da satisfação da fome real. Portanto, podemos dizer que o deleite depende da fome, e nada além disso. Devido aos nossos hábitos errados e à maneira artificial de viver, muitas poucas pessoas sabem o que o sistema delas requer. Nossos pais que nos trouxerem ao mundo não cultivam, via de regra, o autocontrole. Seus hábitos e sua maneira de viver influenciam as crianças até certo ponto. Durante a infância, a mãe mima o filho com todo tipo de comidas gostosas. Ela dá à criança um pouquinho de tudo o que ela mesma come e, assim, o sistema digestivo da criança recebe um treinamento errado desde a infância. Hábitos, uma vez adquiridos, são difíceis de abandonar. Eles percebem muito bem que o homem é seu próprio guardião, e que seu corpo ficou dedicado a servi-lo; o homem deseja aprender como se manter em forma, e se esforça para segui-los.

Chegamos agora a um ponto em que podemos estabelecer a quantidade de vários alimentos necessários para um homem de hábitos sedentários, como são a maioria dos homens e mulheres que lerão essas páginas.

Leite de vaca **2 libras**[41]
Cereais (arroz, trigo etc., no total) **6 oz**
Vegetais folhosos **3 oz**
Outros vegetais **5 oz**
Vegetais crus **1 oz**

41 Uma libra equivale a cerca de 453,5 gramas.

Ghee **1,5 oz**
Manteiga **2 oz**
Acúcar mascavo ou branco **1,5 oz**

Frutas frescas de acordo com o gosto e a disponibilidade. De qualquer maneira, é bom tomar um limão azedo por dia. O suco deve ser espremido e tomado com legumes ou em água, fria ou quente. Todo esse peso é para os alimentos crus.

Não estipulei a quantidade de sal. Ele deve ser adicionado depois, de acordo com o gosto. Agora, quantas vezes se deve comer? Muitas pessoas fazem duas refeições por dia. A regra geral é fazer três refeições: café da manhã bem cedo e antes de sair para o trabalho, almoço ao meio-dia e jantar ao fim da tarde ou à noite. Não há necessidade de fazer mais do que três refeições. Nas cidades, algumas pessoas ficam mordiscando algo o tempo todo. Este hábito é prejudicial. O aparelho digestivo precisa de descanso.

(Excerto de *Key to Health*, op. cit.)

— Gandhi e o vegetarianismo hoje

Marly Winckler

Em 1888, aos 19 anos de idade, Mohandas Karamchand Gandhi partiu para Londres, a fim de estudar direito. Pouco antes, durante o colegial, fez amizade com um muçulmano alguns anos mais velho, que, ao contrário de Gandhi, era alto e tinha um porte atlético. Gandhi começou a comer carne sob sua influência, com a ideia de se tornar fisicamente mais forte, já que era magrinho e também um tanto medroso: temia ladrões, fantasmas e serpentes. Seu amigo o estimulou a comer carne dizendo que ficaria mais corajoso. Teria argumentado que "a dieta vegetariana enfraquecia os hinduístas, enquanto uma dieta carnívora dava aos britânicos a força necessária para dominar a Índia". Essa ideia passou a rondar a cabeça de Gandhi, que começou a consumir carne escondido.

Mas Gandhi não se sentia bem ao comer carne. Ele pertencia a uma família hindu vaishnava, que não ingeria carne, nem ovos; eram lacto-vegetarianos. Certo dia, após comer carne de cabrito, sonhou que o animal sangrava dentro de seu estômago, o que o fez despertar cheio de remorsos e culpa. Mas logo se lembrava de que comer carne o tornaria forte e seguia em frente. Sempre que fazia essas refeições com o amigo, não jantava em casa, o que criou alguma desconfiança em sua mãe, que começou a fazer-lhe perguntas. Gandhi inventava diferentes desculpas, mas isso também o deixava com um sentimento de culpa. Todo este processo durou cerca de um ano e ele não fez mais do que meia dúzia de refeições com carne, quando parou de vez.[1]

1 M. Mehta, *Man & Mahatma*, Mumbai: Pustak Mahal, 2013, p. 16.

Antes de partir para a Inglaterra a mãe o fez prometer que não comeria carne. Em Londres, o jovem Mohandas passava aperto para se alimentar, pois além de não comer carne e ovos, o tipo de comida que encontrava era muito diferente daquela com a qual ele estava acostumado. Andava muito para achar um lugar onde pudesse fazer suas refeições. Em uma dessas caminhadas, se deparou com um restaurante vegetariano, na Farringdon Street, o Restaurante Central. O estabelecimento também vendia livros e revistas e lá ele comprou um exemplar de *A Plea for Vegetarianism* [Em defesa do vegetarianismo], de Henry Salt, cuja leitura o convenceu a se tornar vegetariano por opção, e não apenas por uma exigência religiosa.

Logo se associou à Sociedade Vegetariana de Londres (LVS), que recém havia se tornado independente da Sociedade Vegetariana, com sede em Manchester. Atuou em seu comitê executivo e escreveu artigos para sua revista, *The Vegetarian*, alguns deles reunidos neste livro. Em outubro de 1889, membros da LVS fundaram a União Federal Vegetariana (VFU), com o objetivo de reunir sociedades vegetarianas do mundo todo. Algumas delas haviam participado do primeiro Congresso Vegetariano Internacional no mês anterior, em Colônia, na Alemanha, e se ofereceram para sediar o próximo Congresso em Londres, no ano seguinte (1890).

Em maio de 1891, a LVS nomeou Gandhi como seu delegado para o encontro da União Federal Vegetariana, em Portsmouth, Inglaterra. Neste encontro, ele conheceu Henry Salt, cujo livro havia sido tão importante em sua vida, dois anos antes.

Em junho desse mesmo ano, após se formar, Gandhi voltou para a Índia a fim de iniciar sua carreira como advogado. No sábado anterior à sua partida da Inglaterra, ele organizou um jantar de despedida para os amigos vegetarianos, em que manifestou a esperança de que um futuro congresso da União Vegetariana Federal fosse realizado na Índia.

Entre 1894 e 1903, Gandhi continuou a enviar artigos para a *The Vegetarian*, agora da África do Sul, para onde havia se mudado. No país africano, ele começou a colocar em prática os princípios de não violência e resistência passiva, defendidos pela primeira vez por Liev Tolstói (outro vegetariano), e sobre os quais provavelmente lera pela primeira vez quando foram publicados no *The Vegetarian*, em dezembro de 1889.

No início do século XX, a União Federal Vegetariana de Londres chegou ao fim, mas pouco tempo depois, em 1908, foi fundada a União Vegetariana Internacional (IVU), com uma perspectiva mais global. A nova organização foi lançada no 1º Congresso Vegetariano Mundial, em Dresden, Alemanha. A Sociedade Vegetariana de Londres tornou-se um membro proeminente da IVU e, em 1926, sediou o 6º Congresso Vegetariano Mundial em sua antiga casa – o Memorial Hall, na Farringdon Street.

Em 1931, Gandhi voltou a Londres para conversar com o governo britânico sobre a independência da Índia. Aproveitando a sua presença no país, a Sociedade Vegetariana de Londres organizou uma reunião especial, em que ele se dirigiu a seus membros. Ao seu lado, estava o velho amigo e mentor, Henry Salt. Na conferência proferida na ocasião (A Base Moral do Vegetariasmo, apresentada nesta coletânea, e que daria nome ao livreto que seria lançado anos depois), Gandhi compartilhou algumas ideias sobre os seus princípios ligados à alimentação.

Durante todo esse período, e por mais vinte e seis anos, todos os Congressos Vegetarianos Mundiais da IVU continuariam a ser realizados na Europa. O desejo de Gandhi, manifestado em 1891, de que um Congresso fosse realizado na Índia não se concretizou durante sua vida, abreviada pelo assassinado em janeiro de 1948. No entanto, no início dos anos 1950, um grupo de indianos iniciou os esforços para alcançar esse objetivo – e, finalmente, em dezembro de 1957, realizaram o 15º Congresso Mundial da IVU, o primeiro fora da Europa, em Bombaim, Délhi, Calcutá e Madras – um acontecimento de grande repercussão no país, que contou com a participação dos principais estadistas indianos, incluindo o presidente Rajendra Prasad, o primeiro ministro Jawaharlal Nehru e pelo menos cinco ministros de Estado. Gandhi, naturalmente, foi lembrado no evento. Nas palavras de Rukmini Devi Arundale, presidente do comitê de recepção do Congresso e vice-presidente da IVU por 31 anos: "Se Gandhi ainda estivesse vivo, ele teria 88 anos – e certamente seria o convidado de honra do Congresso. Espero que, como resultado deste Congresso, o governo indiano fique convencido da necessidade de promover a dieta vegetariana, se não por razões humanitárias, pelo menos considerando os pontos de vista nutricional e econômico, embora eu acredite que o governo de um povo que chama Gandhi de Pai da Nação deveria estar feliz em governar à luz dos seus princípios. Dois dos nossos maiores líderes, a Dra. Annie Besant, que era minha própria guru, e Gandhi, eram da opinião de que seria melhor não viver do que ter que matar um animal, pássaro ou peixe para se alimentar."[2]

Mahatma Gandhi[3] adotou muitos de seus valores e princípios das escrituras indianas antigas, como os Vedas e os Upanixades. Esses códigos morais – incluindo verdade, celibato, não violência (*ahimsa*) e não possessividade – *neti, neti,* isso

2 *Gandhi and International Vegetarianism*, International Vegetarian Union (IVU) website. Disponível em: < https://ivu.org/history/ivu/gandhi.html>.

3 Mahatma significa em sânscrito "grande alma" e passou a ser usado por Gandhi como honorífico em 1914, quando ainda estava na África do Sul, sendo depois incorporado de maneira definitiva.

não, isso não, como preconiza o método da negação de análise védico – tornaram-se os princípios mais caros a Gandhi e moldaram seu ativismo, política e filosofia pelo resto da vida.[4] A alimentação também era para ele uma questão de princípio e acreditava que as pessoas deviam comer com moderação e jejuar ocasionalmente.

Ao contrário de outros ativistas vegetarianos de sua época, como Herbert Shelton, Gandhi acreditava que deveriam ser enfatizadas as motivações e consequências morais do vegetarianismo, e não seus benefícios físicos. Gandhi dizia que as pessoas que interrompiam suas dietas vegetarianas eram geralmente aquelas que se tornaram vegetarianas por motivos de saúde ou porque estavam sofrendo de alguma doença. Ou seja, quando a saúde era restaurada, elas voltavam à dieta nociva. Assim, ele concluiu que para se permanecer vegetariano é preciso haver uma base moral.

Ainda na Inglaterra, Gandhi começou a questionar o consumo de leite, acreditando ser nosso dever moral não viver de outros animais. Ele parou de consumir leite de vaca e de búfala, apesar de consumir leite de cabra, o que mais tarde chamou de "tragédia de sua vida".

O seguinte trecho, extraído do livreto *The Moral Basis of Vegetarianism* [A base moral do vegetarianismo], uma coletânea de escritos de Gandhi sobre o tema, cujas partes principais estão reunidas neste livro, é ilustrativo de seu pensamento:

> "Eu sempre fui a favor da dieta vegetariana pura. Mas a experiência me ensinou que, para nos manter perfeitamente em forma, a dieta vegetariana deve incluir lei-

4 Margaret Puskar-Pasewicz, *Cultural Encyclopedia of Vegetarianism*, California: Greenwood, 2010, p. 114.

te e produtos lácteos, como coalhada, manteiga, ghee etc. Isso é um afastamento significativo da minha ideia original. Excluí o leite da minha dieta por seis anos. Naquela época, não senti nada de mal por isso. Mas, no ano de 1917, como resultado da minha própria ignorância, fui atingido por uma grave disenteria. Fui reduzido a um esqueleto, mas me recusava teimosamente a tomar leite ou coalhada. Mas eu não conseguia manter meu corpo e ter força suficiente para sair da cama. Eu tinha jurado não tomar leite. Um amigo médico sugeriu que na hora de fazer o voto eu poderia ter tido em mente apenas o leite de vaca e de búfala; por que o voto deveria me impedir de tomar leite de cabra? Minha esposa o apoiou e eu cedi. Para falar a verdade, para quem deixou de tomar leite, embora no momento de fazer o voto apenas o de vaca e de búfala estivessem em minha mente, o leite deveria ser um tabu. Todos os leites de animais têm praticamente a mesma composição, embora a proporção dos componentes varie em cada caso. Por isso, posso dizer que mantive apenas a letra, e não o espírito, do voto. Seja como for, o leite de cabra foi trazido imediatamente e eu bebi. Pareceu me trazer uma nova vida. Levantei-me rapidamente e logo pude sair da cama. Por causa dessas várias experiências semelhantes, fui forçado a admitir a necessidade de adicionar leite à rigorosa dieta vegetariana. Mas estou convencido de que, no vasto reino vegetal, deve haver algum tipo que, embora forneça as substâncias necessárias que derivamos do leite e da carne, esteja livre de suas desvantagens, éticas e outras."[5]

5 Vide página 77 (Comida), e M. Gandhi, *The Moral Basis of Vegetarianism*, Ahmedabad, 1959, p. 2–3. Disponível em: <https://ivu.org/history/gandhi/the_moral_basis_of_vegetarianism.pdf>.

Talvez Gandhi tenha se rendido aqui a um "*wishful thinking*", ou seja, no fundo, talvez, ele desejasse tomar leite. A mente tem seus "truques" para nos fazer acreditar naquilo que talvez seja um desejo.

O conceituado médico nutrólogo, Dr. Eric Slywitch, especialista em dietas vegetarianas, comenta este depoimento de Gandhi sob o ponto de vista nutricional, atendendo um pedido nosso:

> "Frente aos conhecimentos médicos e nutricionais atuais, é perfeitamente viável manter uma alimentação vegetariana com a ausência de leite e derivados. A condição de diarreia pede a abstenção do uso de leite, pois a enzima lactase, que digere o carboidrato do leite (lactose) tem sua produção diminuída pelo intestino quando há qualquer processo inflamatório, seja infeccioso ou não. Diarreia e leite são combinações proscritas na nutrição atual.
>
> Do ponto de vista nutricional, os dois nutrientes que poderíamos nos atentar na dieta de Gandhi com a exclusão dos laticínios seriam o cálcio e a vitamina B12. Nenhum desses dois, quando deficientes, ocasionam quadros de diarreia. Não há um diagnóstico nutricional que possa ser associado à melhora do quadro intestinal com a retomada do uso dos lácteos. Na condição médica atual, a investigação e tratamento da diarreia seria diferente e seguramente não seria necessário o uso de leite novamente."

Quanto ao aspecto ético, vale lembrar que no tempo de Gandhi os animais, sobretudo a vaca e a cabra, que, no caso, eram os animais que produziam o leite que ele consumia, eram criados de uma forma muito diferente das de hoje.

De fato, pela maneira como, por exemplo, as vacas são tratadas atualmente, o leite não pode figurar na lista de alimentos que não implicam em sofrimento ou dano a um ser vivo – se é que um dia pôde –, sendo contrário, portanto, ao princípio de *ahimsa* que Gandhi preconizava. Muito pelo contrário, as vacas talvez sejam os seres que mais sofrem ao longo de sua vida no sistema de criação e exploração atual, sendo submetidas a um tratamento cruel: confinamento, separação do bezerro (que via de regra é morto pouco depois de nascer por não ter valor econômico), inseminação artificial, sobrecarga de antibióticos, manipulação genética, alimentação artificial e ordenha incessante por meio de máquinas sugadoras que lhes provocam dolorosas inflamações no tecido mamário (mastite) etc. Ao cabo de poucos anos, quando poderiam viver por longo tempo, são levadas ao abatedouro, muitas vezes ficando dias sem água e comida, sem contar todo o estresse a que são submetidas no transporte e no manejo rude. No matadouro, as vacas são atordoadas com uma pistola que dispara um êmbolo retrátil que lhes causa uma lesão grave no cérebro e, se tiverem sorte, a perda dos sentidos. Em seguida, são içadas por uma das patas traseiras e degoladas enquanto ainda estão vivas, de modo a que o sangue seja expelido para fora do corpo. Por vezes, as vacas ainda estão conscientes quando são degoladas.

Ahimsa é a abstenção de todo e qualquer tipo de violência. Não significa apenas não matar, mas não infligir voluntariamente qualquer dano, sofrimento ou dor a qualquer ser vivo, por palavras, pensamentos ou ações. Significa o mais alto grau de inofensividade. Não causar violência ou dano a nenhum ser vivo é parte integral de *ahimsa*. Alimentar-se de uma forma que não cause violência ou dano a nenhum ser vivo é um dos requisitos desse princípio central da filosofia e vida de Gandhi.

A alimentação vegetariana estrita, isto é, sem nenhum ingrediente de origem animal, é parte fundamental e integral de um mundo sem violência, saudável, sustentável e que respeita todas as formas de vida. Esse era o mundo que o Mahatma Gandhi buscava.

É difícil afirmar com toda certeza, mas quero crer que hoje, com o agravamento dos impactos ambientais e com as descobertas da ciência favoráveis à alimentação vegetariana estrita, e, sobretudo, em virtude de os animais terem passado a ser confinados em fazendas industriais, sendo criados e abatidos em condições execráveis, Gandhi seria vegetariano estrito, por opção consciente, um vegano.

Marly Winckler é Presidente da União Vegetariana Internacional (IVU).

Este livro foi editado pela Bazar do Tempo, na cidade
de São Sebastião do Rio de Janeiro, no inverno de 2020.
Ele foi composto com as tipografias GT Alpina e Whyte
e impresso, em papel Pólen Bold 90g/m^2, na gráfica BMF.